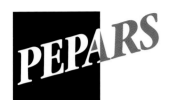

【ペパーズ】
編集企画に

JN115583

　光嶋　勲先生が 1987 年に "perforator flap" のコンセプトを発表して以来，多くの穿通枝皮弁が開発されてきました．当初は，皮弁の血流は深筋膜によるものが重要であると考えられていたため，fasciocutaneous flap が主流でありました．しかし，現在は，安全で確実な皮弁として，前外側大腿皮弁（Antero-lateral thigh flap；ALT flap）や深下腹壁動脈穿通枝皮弁（Deep inferior epigastric perforator flap；DIEP flap），浅腸骨回旋動脈穿通枝皮弁（Superficial circumflex iliac artery perforator flap；SCIP flap）などの穿通枝皮弁が第 1 選択の皮弁として多く用いられています．私は 1993 年に初めて ALT flap を挙上させてもらいましたが，こんな細い血管で皮弁が生着するのかと術中はかなり不安であり，術後に生着した時はたいへん驚いたことを覚えています．その後多くの再建で，好んで穿通枝皮弁を使用してきました．

　2001 年に The 5th International Course on Perforator Flaps in Gent で，「穿通枝が栄養する筋膜を含まない皮弁」などの穿通枝皮弁の定義や，穿通枝を出す動脈を名前に付けるといった命名法などの The "Gent" Consensus が決められましたが，現在はその定義や命名法を超えた多くの新しい穿通枝皮弁が毎年報告されています．しかし，その中には安全・確実ではなく，論文に報告するためだけの穿通枝皮弁が多く含まれている点に注意しなければなりません．

　今回は，通常に使用している ALT flap や DIEP flap，SCIP flap 以外で有用な穿通枝皮弁を知ってもらいたいと考え，企画しました．穿通枝皮弁の挙上には解剖やデザインが重要であり，筆者の先生方にはその点を強調していただきました．また挙上法についてもできるだけ詳しく執筆していただきました．普段から穿通枝皮弁を使用している場合であっても，瘢痕や血管の破格などで穿通枝が見つからないため，予定していた穿通枝皮弁が使用できなかったり，移植した穿通枝皮弁が壊死してしまったりなど，再建手術においては術者が困惑することが多くあります．そのような時にも今回の 10 の穿通枝皮弁を知っておくことは，relief flap として様々な場面で役立ち，再建手術を行う術者の安心感にもなると考えています．

2023 年 10 月

中川雅裕

KEY WORDS INDEX

WRITERS FILE

ライターズファイル（五十音順）

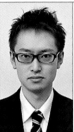

柿沼　翔太
（かきぬま　しょうた）

2016年	群馬大学卒業
2017年	市立島田市民病院（現，島田市立総合医療センター），研修医
2019年	浜松医科大学医学部附属病院形成外科入局，同医員
2020年	静岡県立静岡がんセンター再建・形成外科，専攻医
2022年	浜松医科大学医学部附属病院形成外科，診療助教

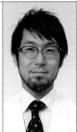

棚倉　健太
（たなくら　けんた）

2005年	筑波大学卒業 同大学附属病院初期臨床プログラム
2007年	同大学形成外科，医員
2008年	いわき市立総合磐城共立病院形成外科，医員
2009年	筑波大学形成外科，医員
2010年	台湾 長庚（チャングン）紀念醫院形成外科留学
2011年	筑波大学形成外科，医員
2014年	同，副院長
2019年	三井記念病院形成外科・再建外科，科長
2020年	同病院乳腺センター，副センター長
2022年	同病院形成外科・再建外科，部長

経営管理学修士（立教大学・最優秀論文賞）

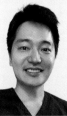

布施　佑馬
（ふせ　ゆうま）

2016年	東京大学形成外科
2017年	国立国際医療センター病院形成外科
2020年	がん研有明病院形成外科
2023年	Beth Israel Deaconess Medical Center, Plastic and Reconstructive Surgery

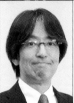

門田　英輝
（かどた　ひでき）

1998年	九州大学病院耳鼻咽喉科
2000年	九州がんセンター頭頸科
2002年	国立がんセンター東病院頭頸科
2008年	九州大学病院耳鼻咽喉科
2009年	佐世保共済病院耳鼻咽喉科
2011年	沖縄県立中部病院形成外科
2014年	九州大学病院形成外科，准教授

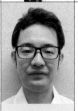

玉野井慶彦
（たまのい　よしひこ）

2013年	広島大学卒業 社会医療法人友愛会豊見城中央病院（現友愛医療センター），研修医
2015年	横浜市立大学形成外科入局 同大学附属市民総合医療センター形成外科
2016年	同大学附属病院形成外科
2016年	同大学附属市民総合医療センター高度救命救急センター
2018年	埼玉成恵会病院・埼玉手外科研究所手外科
2019年	横浜市立大学附属病院形成外科
2020年	同大学附属市民総合医療センター形成外科，助教

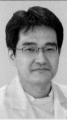

宮本　慎平
（みやもと　しんぺい）

2001年	東京大学卒業 同大学形成外科入局
2002年	東名厚木病院形成外科
2003年	杏林大学形成外科，助手
2007年	国立がんセンター東病院形成外科
2010年	国立がん研究センター中央病院形成外科
2018年	東京大学形成外科，講師
2022年	同，准教授

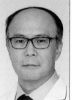

菊地　憲明
（きくち　のりあき）

1991年	山形大学卒業 同大学整形外科入局
1995年	聖マリアンナ医科大学形成外科
1996年	山形県立日本海病院形成外科
1999年	北海道大学形成外科
2001年	山形県立日本海病院形成外科
2004年	山形大学医学部附属病院形成外科
2018年	公立置賜総合病院形成外科

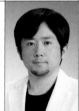

中尾　淳一
（なかお　じゅんいち）

2006年	日本医科大学卒業
2008年	同大学形成外科入局
2011年	会津中央病院形成外科
2012年	国立がん研究センター形成再建外科，がん専門修練医
2014年	日本医科大学形成外科，助教
2018年	静岡県立静岡がんセンター再建・形成外科，副医長
2020年	同，医長

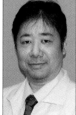

山下　修二
（やました　しゅうじ）

2001年	岡山大学卒業 岡山済生会総合病院
2003年	岡山大学および関連施設，形成外科
2011年	MD Anderson Cancer Center（Texas, USA）形成外科，Visiting Scientist
2012年	岡山済生会総合病院形成外科，医長
2014年	東京大学医学部附属病院形成外科，助教
2016年	同，特任講師
2022年	川崎医科大学形成外科学，主任教授

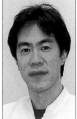

佐武　利彦
（さたけ　としひこ）

1989年	久留米大学卒業 東京女子医科大学形成外科入局
1991年	同大学第二病院形成外科，助手
1992年	川口市立医療センター外科
1999年	同センター形成外科
2000年	東京女子医科大学第二病院形成外科，助手
2002年	横浜市立大学附属市民総合医療センター形成外科，助手
2008年	同，准教授
2020年	富山大学学術研究部医学系形成再建外科・美容外科，特命教授 横浜市立大学，客員教授
2022年	富山大学学術研究部医学系形成再建外科・美容外科，教授

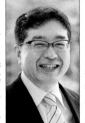

中川　雅裕
（なかがわ　まさひろ）

1991年	愛媛大学卒業 堀ノ内病院外科
1992年	群馬県立がんセンター頭頸部外科
1993年	東京大学形成外科，医員
1994年	自治医科大学形成外科，レジデント
1997年	東京大学医学系研究科大学院
2001年	同，修了
	同，講師
2002年	静岡県立静岡がんセンター再建・形成外科，部長
2020年	浜松医科大学形成外科，特任教授 光産業創成大学院大学，大学院生
2021年	メドイン株式会社，代表取締役（兼任）

CONTENTS

知っておくべき穿通枝皮弁 10

編集／浜松医科大学 特任教授　中川雅裕

◆編集顧問／栗原邦弘　百束比古　光嶋　勲
◆編集主幹／上田晃一　大慈弥裕之　小川　令

【ペパーズ】
PEPARS No.203/2023.11◆目次

「PEPARS®」とは Perspective Essential Plastic Aesthetic Reconstructive Surgery の頭文字より構成される造語．

ここからマスター！

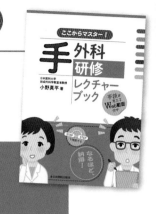

好評

手外科研修

日本医科大学形成外科学教室准教授
小野真平 著

2022年4月発行
B5判　360頁　オールカラー
26本のweb動画付き
定価9,900円（本体9,000円+税）

レクチャーブック

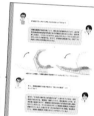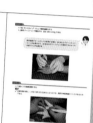

手外科のキホンを、会話形式のレクチャーで楽しく学ぶ!
手技の実際はSTEP by STEPと26本の動画で丁寧にわかりやすく解説しました!

目次

詳しい内容はこちらまで

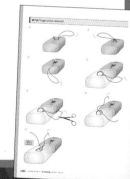

全日本病院出版会

〒113-0033 東京都文京区本郷 3-16-4　Tel:03-5689-5989
http://www.zenniti.com　　　　　　　Fax:03-5689-8030

PEPARS　No.203：1-10, 2023

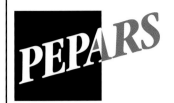

◆特集／知っておくべき穿通枝皮弁 10

オトガイ下皮弁（Submental flap）
—Oncological safety を考慮した適応と限界—

門田英輝*1　今泉　督*2

Key Words：オトガイ下皮弁（Submental flap），穿通枝皮弁（perforator flap），筋皮弁（musculocutaneous flap），骨皮弁（osteocutaneous flap），遊離皮弁（free flap），頭頸部再建（head and neck reconstruction）

Abstract　Submental flap はオトガイ下部に皮島を有し，顔面動静脈の分枝であるオトガイ下動静脈に栄養される皮弁である．顔面皮膚との color match，texture match がよいのが本皮弁の利点であり，熱傷瘢痕や腫瘍切除後の顔面皮膚欠損の再建が最もよい適応である．有茎皮弁として使用する場合，耳介，口唇，下顎およびオトガイ部まで到達可能である．逆行性皮弁にすると外鼻まで到達できる．遊離皮弁として使用すれば前額部の再建も可能である．

口腔咽頭再建では舌，口腔底，頬粘膜，中咽頭の粘膜欠損に使用される．一方，オトガイ下動静脈の走行領域は口腔癌リンパ節転移が好発する部位でもあり，口腔癌再建に使用すると局所再発率が上昇するとの報告もある．口腔癌に本皮弁を使用する際は，適応を慎重に検討すべきであろう．

本皮弁は前外側大腿皮弁などの遊離皮弁より部分壊死が多いとされるが，有茎皮弁として用いる場合，遊離皮弁より手術時間を短縮できることは間違いない．遊離皮弁が施行できない施設や，低侵襲手術が望ましい超高齢者では，有用な選択肢となり得る．

はじめに

Submental flap はオトガイ下部に皮島を有し，顔面動静脈の分枝であるオトガイ下動静脈に栄養される皮弁である．Martin による最初の報告[1]から 30 年以上が経過した現在，当初の有茎筋皮弁としての使用に留まらず，遊離皮弁，筋体を含まない穿通枝皮弁，骨皮弁，リンパ節を含む皮弁，逆行性皮弁としての使用など，多くの応用が加えられた．本皮弁の最大の利点は顔面・頸部の再建で使用する際に color match，texture match が優れ

ることであり，熱傷や腫瘍切除による顔面皮膚欠損の再建に最も適している．口腔咽頭腫瘍切除後の中等度の粘膜欠損までであれば，低侵襲な再建法として選択され得る．

本皮弁の血行解剖および適応と限界の実際について述べる．

血行解剖

皮弁の栄養動脈であるオトガイ下動脈は顔面動脈の起始部から 5〜6.5 cm ほど末梢で分枝し，顎舌骨筋の表層を下顎骨下縁に沿って正中方向へ走行する．顎二腹筋前腹外側縁に到達後，顎二腹筋前腹の表面あるいは裏面を走行し，顎二腹筋前腹の外側縁あるいは内側縁どちらかに 1〜2 本の septocutaneous perforator を出すとされる[1〜3]（図 1，2）．症例によっては顎二腹筋前腹を貫く musculocutaneous perforator も存在する．解剖学的変異は比較的少ないが，perforator の位置は必

---

*1 Hideki KADOTA，〒812-8582　福岡市東区馬出 3-1-1　九州大学病院形成外科，准教授
*2 Atsushi IMAIZUMI，〒904-2293　うるま市字宮里 281　沖縄県立中部病院形成外科，部長

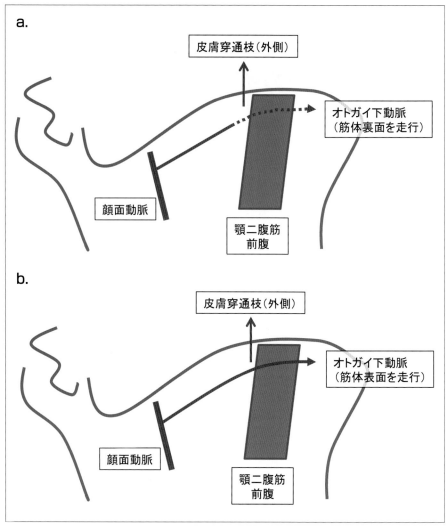

図 1. オトガイ下動脈および皮膚穿通枝の variation
オトガイ下動脈は顎二腹筋前腹の表面あるいは裏面を走行し、顎二腹筋前腹内側縁あるいは外側縁で皮膚穿通枝を出す。a〜d の 4 パターンに分類される。

（文献 7 より許諾を得て転載）

ずしも左右で一緒ではない。オトガイ下動脈が顔面動脈から分枝する起始部での口径は 1〜2 mm ほどで、遊離皮弁として使用する場合でも安全に吻合できる。

　オトガイ下静脈は基本的にオトガイ下動脈と伴走し、顔面静脈に流入する。顔面静脈と外頸静脈には交通枝があり、この交通枝を利用すれば逆行性皮弁を作成可能である[3)4)]。

適応と限界

　皮島の前縁は下顎骨下縁よりやや尾側、後縁は cervicomental angle、内外側縁は両側下顎角で、最大 18×8 cm ほどの皮島が作成可能である。皮弁は露出部にあるため、その幅は縫縮できる範囲内に留めるべきであり、実際はオトガイ下部皮膚の pinch test によって幅が決定される。片側の皮膚穿通枝のみで対側の皮島まで栄養されるため、皮弁採取部の整容面を考慮するなら左右対称の皮

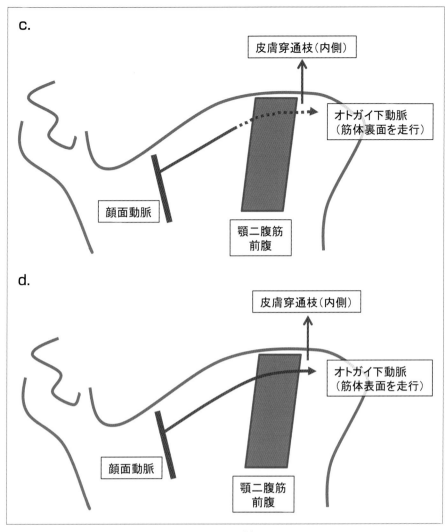

c.

皮膚穿通枝（内側）

オトガイ下動脈
（筋体裏面を走行）

顔面動脈

顎二腹筋
前腹

d.

皮膚穿通枝（内側）

オトガイ下動脈
（筋体表面を走行）

顔面動脈

顎二腹筋
前腹

図 1. つづき

図 2.
左側オトガイ下動静脈と顎二腹筋前
腹，皮膚穿通枝の位置関係
顎二腹筋前腹の内外側縁の両方に皮
膚穿通枝を認める．顎二腹筋前腹を
含めて皮弁を挙上している．
（文献7より許諾を得て改変，転載）

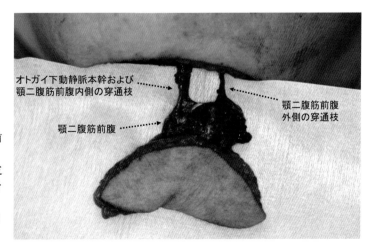

オトガイ下動静脈本幹および
顎二腹筋前腹内側の穿通枝

顎二腹筋前腹外側の穿通枝

顎二腹筋前腹

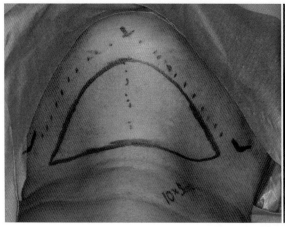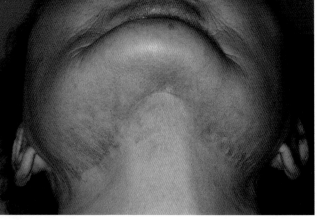

図 3.
a：皮島のデザイン．皮弁採取部の整容面に配慮し，皮島を左右対称にデザインする．
b：術後 6 か月の皮弁採取部．皮弁採取部の傷はさほど目立たない．

a｜b

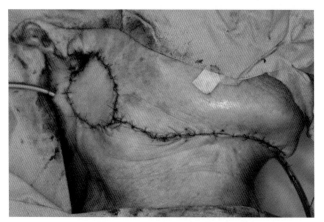

図 4．耳介癌リンパ節転移切除後の再建例
皮島は有茎で耳介まで到達可能である．

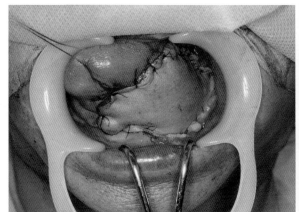

図 5．舌癌切除後の再建例
舌・口腔底には有茎で余裕を持って到達できる．

島をデザインするのがよい（図 3-a，b）．

有茎皮弁として使用する場合，顔面では頬部から耳介，口唇，下顎およびオトガイ部まで到達可能である（図 4）．頸部では鎖骨上縁まで余裕を持って届き，咽頭瘻孔の再建にも使用される[5]．口腔咽頭再建では舌，口腔底，頬粘膜，中咽頭の粘膜欠損に使用される（図 5）．悪性腫瘍の再建で使用する場合，頸部郭清時に顔面動静脈が切断される可能性があるため，注意が必要である．

顔面皮膚との color match，texture match がよいのが本皮弁の最大の利点である．有茎皮弁として到達しにくい外鼻の皮膚欠損では，顔面動静脈を起始部で結紮し，顔面動静脈の逆行性血流を利用した逆行性皮弁にすると到達できる[3)4)]．遊離皮弁として使用すれば側頭部や前額部皮膚欠損の再建も可能である．台湾では本皮弁に顎下部リンパ節を含めて遊離皮弁として挙上し，リンパ浮腫を生じた上下肢へ移植する術式がリンパ浮腫の標準治療となっている[6]．

オトガイ下動静脈は顎舌骨筋表面を下顎下縁に沿って走行するが，この領域は口腔癌のリンパ節転移の好発部位でもある．口腔咽頭癌切除後の再建に本皮弁を使用する際，顎下部および上頸部リンパ節転移の有無に注意が必要である．悪性腫瘍手術では腫瘍の根治切除が優先されるのは当然であり，根治的な顎下部・上頸部郭清が必要な症例は本皮弁の適応外とするのが安全である．またpull through 法による切除後に顎下部に大きな死

腔が生じる症例も，術後瘻孔のリスクを考慮すると適応から除外した方がよい．

挙上法

術前カラードプラエコーにて顎二腹筋前腹周囲の皮膚穿通枝およびオトガイ下動静脈，顔面動静脈の走行を確認しておくのが望ましい．皮下脂肪が薄い症例では皮膚穿通枝がエコーで観察できないこともある．

皮弁挙上の際，顔面神経下顎縁枝の温存に注意が必要である．皮島前縁の切開ラインを下顎骨下縁から1.5～2横指ほど尾側に設定すれば，顔面神経下顎縁枝が術野に出てこない可能性が高く，安全に皮弁を挙上できる．顔面神経下顎縁枝は広頸筋の直下に存在するため，広頸筋を切開後は電気メスでの通電に注意が必要である．ルーペを使用すれば顔面神経下顎縁枝を比較的容易に発見できる．

皮島の前縁を先に切開する方法と後縁を先に切開する方法があるが，筆者は皮島前縁および末梢側（血管茎の対側）を先に切開している[7]．皮島前縁の切開から深部方向へ剝離し，対側の広頸筋下あるいは顎二腹筋前腹上の層を確認する．この層で末梢から中枢に向かって剝離し，正中近く，血管茎側の顎二腹筋前腹内側周囲でまず皮膚穿通枝を探索する．顎二腹筋前腹内側で皮膚穿通枝が確認できなければ，さらに中枢へと剝離を進め，顎二腹筋前腹外側周囲で皮膚穿通枝を探索する．皮膚穿通枝が確認できれば，その穿通枝に沿ってオトガイ下動静脈本幹まで剝離する．皮膚穿通枝が十分な口径を有し，1本で皮島を十分に栄養できると予想される場合は，そのまま穿通枝皮弁（submental artery perforator flap）として挙上する．皮膚穿通枝が細く，複数本の穿通枝を含めた方が安全と思われる症例では，顎二腹筋前腹の下顎骨付着部および舌骨付着部を切断し，複数の穿通枝を顎二腹筋前腹ごと皮弁に含めて挙上する．オトガイ下動静脈から顎下腺や顎舌骨筋への細かな分枝を処理し，顔面動静脈に合流するまでさらに中枢に向かって剝離を進めると，皮弁の血管茎

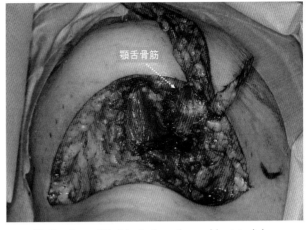

図 6．A modified technique for resident training
顎舌骨筋を皮弁に含めると，血管周囲の細かな作業を行わず簡便に挙上できる．

を延長できる．

皮膚穿通枝を確認せず，簡便に挙上する方法（a modified technique for resident training）も報告されている[8]．オトガイ下動静脈は顎舌骨筋の表層を走行するため，顎舌骨筋の裏面を剝離し，顎二腹筋前腹および顎舌骨筋ごと皮弁に含めて挙上すれば，オトガイ下動静脈および皮膚穿通枝周囲の細かな剝離を省略することができる（図6）．

オトガイ下動静脈が顔面動静脈に合流する部位より中枢で顔面動静脈を結紮し，顔面動静脈を末梢側へ剝離すれば，逆行性皮弁として使用できる[1)3)4]．顔面静脈と外頸静脈との交通枝を利用し，顔面静脈および外頸静脈の中枢側を結紮してdrainage vein とすれば，さらに血管茎を5 cm ほど逆行性に延長できるとされる[4]．

オトガイ下動静脈から下顎骨を栄養する枝を利用し，下顎骨下縁を含めた骨皮弁として挙上することも可能である[1)4]．顎舌骨筋の下顎骨付着部を皮弁に含めることで下顎骨の血流が安定する．整容面に配慮し，下顎骨下縁内板を採取するのがよい．

遊離皮弁として使用する場合，オトガイ下動静脈の起始部で動静脈を切り離し，移植床で血管吻合を行う．長い血管茎が必要な場合，オトガイ下動静脈をさらに顔面動静脈の起始部まで剝離して切り離せば，血管茎を延長できる．動静脈の口径も2～3 mm ほどとなり，吻合もより容易となる．

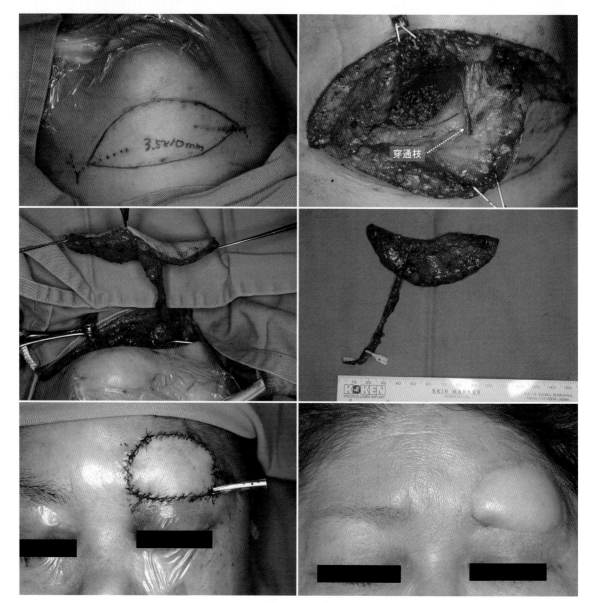

図7. 症例1

a	b
c	d
e	f

a：皮島のデザイン．10×3.5 cm の皮島をデザインする．

b：オトガイ下動静脈の皮膚穿通枝．皮島前縁を切開して尾側へ剥離し，皮膚穿通枝を確認する．十分な口径の穿通枝を認める．

c：皮弁の血管茎．オトガイ下動静脈から顔面動静脈まで剥離すると，血管茎を延長できる．

d：Free submental artery perforator flap．顔面動静脈の起始部で切り離し，遊離穿通枝皮弁として挙上する．10 cm ほどの長い血管茎を確保できる．

e：前額部皮膚欠損の再建．浅側頭動静脈と血管吻合し，前額部皮膚欠損を再建した．

f：術後6か月の皮弁移植部．皮弁と周囲組織との color match, texture match は良好である．

症例1：56歳，女性．前額部 malignant pilomatricoma

上記疾患にて切除術を施行，左眉毛から前額部にかけて皮質骨露出を伴う約4×2.5 cm の皮膚軟部組織欠損を生じた．オトガイ下に 10×3.5 cm の皮島をデザインし（図7-a），前縁を切開して広頸筋下，顎二腹筋前腹上で剥離して皮膚穿通枝を確認した（図7-b）．皮膚穿通枝をオトガイ下動静脈との合流部まで剥離し，さらに顔面動静脈起始部まで血管茎を剥離した（図7-c）．筋体を含めず

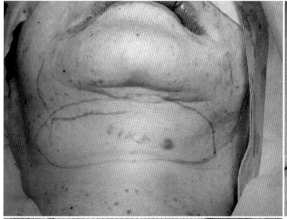
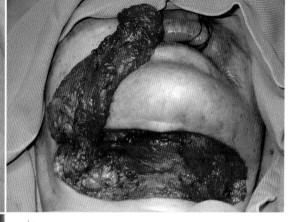

```
a | b
-----
c |
```

図 8.
症例 2
a：皮島のデザイン．11×5 cm の皮島をデザイン
　する．
b：皮島の到達範囲．皮島は口腔内から上口唇ま
　で到達可能である．
c：口腔底癌切除後の再建．舌腹から口腔底の粘
　膜欠損を再建した．

に遊離穿通枝皮弁として皮弁を挙上し，顔面動静脈の起始部で皮弁を切り離すことで，10 cm の血管茎を確保できた（図 7-d）．前額部と耳前部の間に皮下トンネルを作成して血管茎を通し，浅側頭動静脈と血管吻合を行い，皮弁を前額部皮膚欠損へ縫合した（図 7-e）．

　術後半年の前額部を示す（図 7-f）．皮弁と周囲皮膚との color match, texture match は良好である．

症例 2：72 歳，女性．口腔底癌（T2N0M0）

　上記疾患にて耳鼻咽喉科で切除術が施行され，口腔底から舌腹に粘膜欠損が生じた．オトガイ下部に 11×5 cm の右方茎の皮島をデザインし（図 8-a），右顎二腹筋前腹を含めて皮弁を挙上した（図 8-b）．顎舌骨筋を切開して顎下部と口腔底を交通させ，皮弁を口腔内に移動して縫合した（図 8-c）．術後経過は問題なく，経口摂取が可能となった．

考　察

　Submental flap は，① 従来の遊離皮弁と同等の安定した血流があるか，② 口腔癌再建で使用する際に oncological safety が担保されるか，という 2 点について，これまで多くの議論がなされてきた．皮弁血流の安定性に関しては，報告ごとに大きな差があるのが現状である[4)9)~11)]．1,169 例という多数の症例を検討した Pradhan らは，皮弁の完全生着率を 94.35％ と報告しており，本皮弁は high-volume cancer unit における"game changer"になり得るとしている[11)]．本皮弁を開発した Martin のグループによる顔面再建 311 例をまとめた最新の報告では，皮弁の完全生着率は 92.4％ であり，手術資源の限られた状況では有用性が高いとしている[4)]．多数の症例をまとめたこの 2 編にある 90％ 台前半の皮弁生着率が，本皮弁の現実的かつ最良の成績であろう．

　一方，本皮弁の安定性に関する否定的な意見も

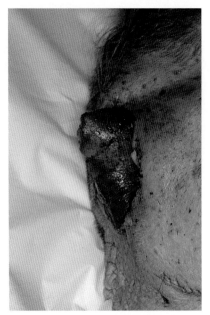

図 9. うっ血した皮弁
耳介癌切除後に submental osteocutaneous flap
で再建したが，術後に皮島のうっ血を認めている．

散見される[12)～14)]．Shires らは本皮弁で再建した 10
例全例で皮弁が生着しなかった（100% failure
rate）としており，タイトルに"Be wary"とコメン
トを添えて注意を呼びかけている[12)]．本皮弁は挙
上手技が特別に難しいわけではないため，この成
績は「皮弁の血流自体がさほど安定していない」こ
とを示しているのかもしれない．

また，本皮弁は以前より部分壊死が多いことが
知られている[13)]．2021 年の systematic review で
は，本皮弁による再建 155 例中 5.8%で部分壊死
を認めており，遊離皮弁と比較して部分壊死の頻
度が有意に高いとしている[14)]．Bertrand ら[4)]は
7%，Paydarfar ら[10)]は 18.6%と，いずれも高率な
部分壊死を報告しており，部分壊死が重大な合併
症となり得る欠損の再建には本皮弁を使用すべき
でないと思われる．

頸部リンパ節転移陽性例でも本皮弁を安全に使
用できるとする報告が多い一方で[10)11)14)15)]，本皮
弁を口腔癌切除後の再建に使用する際の oncolog-
ical safety について疑問視する報告もある[16)17)]．
Shen らは本皮弁移植後の口腔内，皮弁下に悪性
腫瘍の再発を認めた症例を複数報告しており，そ
の原因について「皮弁下あるいはオトガイ下動静
脈沿いに存在した悪性のリンパ組織を皮弁に含め
たまま口腔内へ移植した」ためと考察している[16)]．
Miao らは術後病理で顎下部リンパ節転移陽性と
なった群は，顎下部リンパ節転移陰性群と比較し
て局所再発率および level Ⅰ（顎下部）でのリンパ
節再発率が有意に高いとしている[17)]．Mooney ら
は，本皮弁を使用する口腔癌症例では，オトガイ
下動静脈を温存しつつリンパ節をしっかりと郭清
するために，通常の顎下部郭清を"modify"する必
要性を述べている[14)]．口腔癌切除後の再建で本皮
弁を使用する際には細心の注意と慎重な適応が必
要であろう．

筆者は本皮弁に関する 2013 年の論文で 6 例中 1
例の部分壊死を報告したが[7)]，その後，現在まで
さらに 2 例の部分壊死を経験している．1 例は虚
血，1 例はうっ血（図 9）のため部分壊死となった
が，いずれも血流障害の原因がはっきりしなかっ
た．川北らは国内で最も多い 19 例の本皮弁の経験
を報告したが，1 例が術後に部分壊死し，19 例と
は別の 2 例で術中の血流不全で使用を断念したと
している[18)]．術者や施設の違いもあるため一概に
は言えないが，本皮弁の安定性は，頭頸部再建で
標準治療となっている前外側大腿皮弁や腹直筋皮
弁などの遊離皮弁の完全生着率（95～99%）を超え
るものではないと考える．口腔癌再建では皮島の
わずかな部分壊死から瘻孔を生じる可能性があ
り，瘻孔が生じると経口摂取再開や追加治療の遅
れ，更には生存率の低下にも繋がり得る．遊離皮
弁が安全に施行できる施設設備の整った病院であ
れば，本皮弁は口腔癌再建における first line の位
置づけとはならないと思われる．特に pull
through 法切除後で顎下部に大きな死腔が生じる
口腔癌症例では，適応を慎重に検討すべきであろ
う．

一方，本皮弁は遊離皮弁より手術時間を短縮で
きることは明らかであり，遊離皮弁を施行する医
師がいない，あるいは手術枠が十分にない施設で
あれば，低侵襲手術として有用な選択肢となり得

る．手術時間や入院期間を短縮すべき超高齢者は特によい適応である．患者の状態，腫瘍の進行度や切除範囲，病院の施設設備などを考慮し，本皮弁を安全に適応できる症例を選択するのが重要である．

参考文献

1) Martin, D., et al.：The submental island flap：a new donor site. Anatomy and clinical applications as a free or pedicled flap. Plast Reconstr Surg. **92**：867-873, 1993.
   Summary　本皮弁に関する最初の英語の報告．逆行性皮弁，骨皮弁についても言及している．

2) Faltaous, A. A., et al.：The submental artery flap：an anatomic study. Plast Reconstr Surg. **97**：56-60；discussion 61-62, 1996.
   Summary　本皮弁の血行解剖に関する詳細な研究．

3) Kim, J. T., et al.：An anatomic study and clinical applications of the reversed submental perforator-based island flap. Plast Reconstr Surg. **109**：2204-2210, 2002.
   Summary　逆行性穿通枝皮弁の解剖学的研究．手術症例の提示あり．

4) Bertrand, B., et al.：Twenty-five years of experience with the submental flap in facial reconstruction/evolution and technical refinements following 311 cases in Europe and Africa. Plast Reconstr Surg. **143**(6)：1747-1758, 2019.
   Summary　Last author に本皮弁を開発した Martin が入っている．逆行性皮弁の Y-V lengthening による静脈茎延長法や骨皮弁挙上法の記載あり．7%に部分壊死あり．

5) Demir, Z., et al.：Repair of pharyngocutaneous fistulas with the submental artery island flap. Plast Reconstr Surg. **115**(1)：38-44, 2005.
   Summary　本皮弁を咽頭瘻孔閉鎖に用いた報告．

6) Koide, S., et al.：Long-term outcome of lower extremity lymphedema treated with vascularized lymph node flap transfer with or without venous complications. J Surg Oncol. **121**(1)：129-137, 2020.
   Summary　リンパ節を含んだ本皮弁による下肢リンパ浮腫の治療に関する報告．

7) 門田英輝：Submental Flap を用いた頭頸部再建. 日マイクロ会誌. **26**(1)：10-16, 2013.
   Summary　筆者の皮弁挙上法について記載している．6 例中 1 例で部分壊死あり．

8) Patel, U. A., et al.：The submental flap：a modified technique for resident training. Laryngoscope. **117**：186-189, 2007.
   Summary　顎舌骨筋を含めた簡便な挙上法の紹介あり．

9) Abouchadi, A., et al.：The submental flap in facial reconstruction：advantages and limitations. J Oral Maxillofac Surg. **65**：863-869, 2007.
   Summary　9 例中 2 例の部分壊死あり．

10) Paydarfar, J. A., et al.：The submental island flap in head and neck reconstruction：A 10-year experience examining application, oncologic safety, and role of comorbidity. Laryngoscope Investig Otolaryngol. **7**(2)：361-368, 2022.
   Summary　59 例中 11 例(18.6%)の部分壊死あり．Carefully selected patients に適応すべきとしている．

11) Pradhan, S. A., et al.：Submental flap：Game changer in oral cancer reconstruction—A study of 1169 cases. J Surg Oncol. Jul 22. Online ahead of print, 2020.
   Summary　1,169 例という，おそらく最多の症例を検討した報告．部分壊死が3%，全壊死が2.6%あり．Level Ⅰ転移陽性でも症例を適切に選択し，きちんと郭清を行えば再発率に影響ないとしている．

12) Shires, C. B., et al.：The submental flap：Be wary. Clin Case Rep. **10**(1)：e05260, 2022.
   Summary　10 例すべて失敗した(100% failure rate)と報告．3 例はうっ血，3 例は虚血を認め，3 例は術中に使用できないと判断して他の術式に変更している．

13) Hu, S., et al.：Submental island flap vs free tissue transfer in oral cavity reconstruction：Systematic review and meta-analysis. Head Neck. **42**(8)：2155-2164, 2020.
   Summary　Systematic review で本皮弁と遊離皮弁を比較し，本皮弁は部分壊死が有意に高い頻度であると報告．

14) Mooney, S. M., et al.：Systematic review of submental artery island flap versus free flap in head and neck reconstruction. Am J Otolaryngol. **42**(6)：103142, 2021.
   Summary　155 例を集めた systematic review.

部分壊死を 5.8% に認め，遊離皮弁 198 例と比較
して有意に高い頻度であると報告.

15) Wang, J., et al.：Oncological safety of submental island flap for reconstruction of T pathologically node-negative and node-positive T1-2 oral squamous cell carcinoma-related defects：A retrospective study and comparison of outcomes. Oral Oncol. **102**：104507, 2020.
　Summary　注意して頸部郭清を行えば，リンパ節転移陽性例に本皮弁を用いても局所再発率は上昇しないと報告.

16) Shen, Z. Z., et al.：Assessment of surgical outcomes and oncological safety for submental artery perforator flap reconstruction after ablation of oral cancer. Br J Oral Maxillofac Surg. **59**（8）：881-887, 2021.
　Summary　初回手術で移植した皮弁下に術後再発を認めた症例について，CT 画像を含めて報告.

17) Miao, H. J., et al.：Oncologic safety of the pedicled submental island flap for reconstruction in oral tongue squamous cell carcinoma：An analysis of 101 cases. Oral Oncol. **140**：106395, 2023.
　Summary　Level Ⅰ領域が pN＋（術後病理でリンパ節転移陽性）となった群では，pN0（術後病理でリンパ節転移なし）群と比較し，術後の局所再発および Level Ⅰ のリンパ節再発の頻度が有意に高いと報告. 注目すべき論文である.

18) 川北大介ほか：頭頸部再建におけるオトガイ下皮弁の有用性. 頭頸部外科. **22**（2）：215-220, 2012.
　Summary　19 例中 1 例で術後に部分壊死あり，また 19 例とは別に 2 例で術中血流不全のため本皮弁を使用できなかったとしている.

PEPARS No.203：11-19, 2023

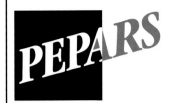

◆特集／知っておくべき穿通枝皮弁 10

胸背動脈穿通枝皮弁（Thoracodor-sal artery perforator flap；TDAP flap）の血管解剖と挙上手技

柿沼翔太*1　　中尾淳一*2　　中川雅裕*3

Key Words：胸背動脈穿通枝皮弁（Thoracodorsal artery perforator flap；TAP flap, TDAP flap），血管解剖（vascular anatomy），乳房再建（breast reconstruction），骨軟部組織再建（bone and soft tissue reconstruction），薄層皮弁（thin flap）

Abstract　　胸背動脈穿通枝皮弁（Thoracodorsal artery perforator flap；TDAP flap）は，胸背動脈からの穿通枝を利用し挙上される穿通枝皮弁である．広背筋皮弁と同様に，腋窩を pivot point とした有茎皮弁として，肩，上肢，胸壁（乳房）の再建に利用される．加えて，肩甲骨や肋骨との連合皮弁としての挙上や，浅筋膜まで thinning しての利用，T-portion の形での栄養血管の採取が可能であることから，遊離皮弁として頭頸部再建や四肢の再建などにも利用することができる．また，皮弁は最大 25×16 cm で採取可能であるとされている．血管茎は 14 cm ほどとされているが，症例によって異なり，利用できる穿通枝が存在しない場合もあるため，術前に画像検査を行い，穿通枝を確認する必要がある．

　　TDAP は，広背筋を穿通し皮膚を栄養する筋皮枝（musculocutaneous thoracodorsal artery perforator；TDAP-mc）と，広背筋前縁を迂回し筋体を穿通せずに皮膚まで到達する筋間中隔穿通枝（septocutaneous thoracodorsal artery perforator；TDAP-sc）に分けられる．TDAP-sc を利用することで，より低侵襲に TDAP flap を挙上することが可能である．

　　TDAP flap の挙上は，まず広背筋前縁より 2 cm 以上前方で皮膚切開を行い，胸背動脈をなるべく近位側で確保した後，遠位側に向け unroof を行うことで穿通枝の起始部を確保する．その後，穿通枝の穿通部位が皮島の近位側に入るように皮島をデザインし，筋膜下で挙上する．

　　TDAP flap は必要に応じてデザインを柔軟に選択できる，応用性の高い皮弁であるため，今後形成外科医が知っておくべき皮弁の 1 つである．

はじめに

　胸背動脈穿通枝皮弁（Thoracodorsal artery perforator flap；TDAP flap）は，胸背動脈穿通枝を血管茎として採取される穿通枝皮弁であり，1995 年に Angrigiani らにより最初に報告された[1]．広背筋皮弁と同様に，有茎皮弁として肩，上肢，胸壁（乳房）の再建に利用される[2]~[4]ほか，肩甲骨や肋骨との連合皮弁としての挙上や，浅筋膜まで thinning し thin flap としての利用が可能であることから，遊離皮弁として四肢や頭頸部などの再建にも利用することができる[5]~[13]．TDAP flap は必要に応じてデザインを柔軟に選択できる，応用性の高い皮弁である．

　TDAP の走行は，症例ごとに大きく異なることが知られている[14]~[18]．そのため TDAP flap による再建を行う場合は，術前に造影CT や超音波検査を施行し，再建に利用できる穿通枝があるかを確認する必要がある．本稿では，TDAP の血管解剖と TDAP flap の適応，皮弁挙上手技について述べる．

*1 Shota KAKINUMA，〒431-3125　浜松市東区半田山 1-20-1　浜松医科大学医学部附属病院形成外科，診療助教
*2 Junichi NAKAO，〒411-8777　静岡県駿東郡長泉町下長窪 1007　静岡県立静岡がんセンター再建・形成外科，医長
*3 Masahiro NAKAGAWA，浜松医科大学医学部附属病院形成外科，特任教授

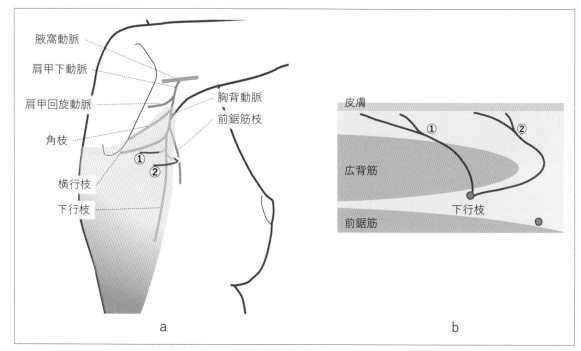

図 1. 胸背動脈の血管解剖
a：胸背動脈の走行
b：水平断での穿通枝の走行
① TDAP-mc（胸背動脈筋皮枝）：広背筋を穿通し皮膚を栄養する．
② TDAP-sc（胸背動脈筋間中隔穿通枝）：下行枝だけではなく，胸背動脈近位
　部や前鋸筋枝，横行枝などからも分岐する．広背筋を穿通せず前縁を迂回
　し，皮膚に直達する．

血管解剖

　肩甲下動脈は，腋窩動脈から分岐後 2 cm ほど
で，肩甲回旋動脈と胸背動脈に分かれる．胸背動
脈は角枝（angular branch），前鋸筋枝を分岐した
後，腋窩動脈から肩甲下動脈が分岐する部位より
9 cm ほど末梢側，広背筋前縁から 2〜3 cm ほど背
側で筋体内に入り広背筋枝となる．その後，広背
筋枝は，広背筋前縁に沿って尾側に走行する下行
枝と，頭側縁に沿って背側に走行する横行枝に分
かれる（図 1-a）[19]．

　胸背動脈からは皮膚穿通枝である TDAP が分
岐し，背部皮膚を栄養している[1]．TDAP は，広
背筋を穿通し皮膚を栄養する筋皮枝（musculocu-
taneous thoracodorsal artery perforator；
TDAP-mc）と，広背筋前縁を迂回し筋体を穿通
せずに皮膚まで到達する筋間中隔穿通枝（septo-

cutaneous thoracodorsal artery perforator；
TDAP-sc）に分けられる（図 1-b）[14]．TDAP-mc
は全症例に存在し，胸背動脈広背筋枝から分岐す
るとされている．一方，TDAP-sc は 6 割ほどの
症例にしか存在せず，広背筋前縁を走行する血
管，すなわち胸背動脈近位，前鋸筋枝，下行枝よ
り分岐するとされている[15]．

　TDAP-mc の穿通部位については多数報告され
ており，代表的な範囲を図 2 に示す．Angrigiani
ら[1]は，1 本目の穿通枝が後腋窩ひだから 8 cm 尾
側，広背筋前縁より 2〜3 cm 以内に存在すると報
告している．一方，Hamdi ら[17]は，広背筋前縁よ
り 0〜5 cm 背側，後腋窩ひだから 8〜13 cm 尾側
の範囲に存在すると報告している．また，Mun
ら[5]は，肩甲骨下角直上から半径 2 cm 以内と，肩
甲骨下角と同じ高さで広背筋前縁から後方に 2
cm の点を中心として半径 3 cm の 2 か所に分布し

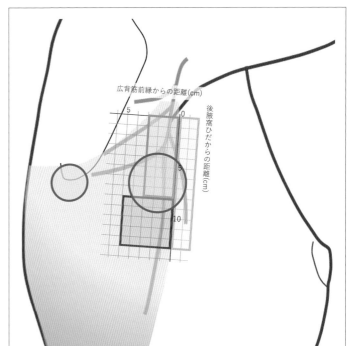

図 2.
TDAP の筋膜穿通点
緑：Angrigiani ら[1]により報告された最も頭側の穿
　　通枝の範囲．後腋窩ひだから 0〜8 cm，広背筋
　　前縁より後方に 0〜3 cm
赤：Hamdi ら[17]により報告された穿通枝の範囲．
　　後腋窩ひだから尾側に 8〜13 cm，広背筋前縁
　　より後方に 0〜5 cm
青：Mun ら[5]により報告された穿通枝の範囲．肩甲
　　骨下角直上から半径 2 cm，肩甲骨下角と同じ
　　高さで広背筋前縁から後方に 2 cm の点を中心
　　として半径 3 cm
黄：TDAP-sc の範囲．広背筋前縁より前方に 2 cm
　　以内

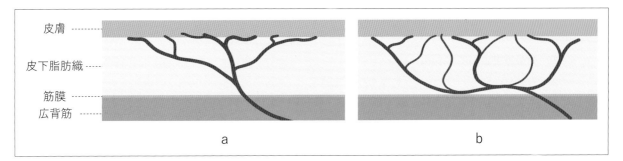

図 3．Schaverien ら[12]による穿通枝の走行
a：Ⅰ型．筋膜を穿通した後，斜めに枝を分岐し皮膚に向かう．
b：Ⅱ型．筋膜レベルでいくつかの枝に分かれ，水平に走行した後皮膚に向かう．
（文献 12 より引用改変）

ていると報告している．TDAP-mc は筋内を 5 cm
ほど走行し，筋膜を穿通する[16]．筋膜穿通後は，
脂肪織内で斜めに枝を分岐し皮膚に向かう穿通枝
（Ⅰ型，図 3-a）と，筋膜レベルでいくつかの枝に
分岐し，水平に 4.1 cm ほど走行した後脂肪織内
を通り皮膚に向かう穿通枝（Ⅱ型，図 3-b）の 2 種
類が存在する[12]．隣接した穿通枝同士は，浅筋膜
から真皮下血管網レベルで連結している[12]．

　しかし，TDAP-sc の走行範囲については報告
が少ない．我々は，静岡がんセンターで施行した
胸部造影 CT 50 例 50 側の TDAP-sc の血管走行

を解析した．解析結果では，TDAP-sc は広背筋
前縁より前方 2 cm までの脂肪織内を走行してい
た．

　肩甲下動脈の分岐部から TDAP の穿通部位ま
での距離，すなわち TDAP flap の血管茎の長さは
平均 14 cm と報告されている[16]．我々の解析にお
いても平均 13.5 cm であったが，TDAP-mc や
TDAP-sc の穿通部位によって 4〜20 cm と大きく
異なっていた．そのため，挙上に関しては術前に
造影 CT や超音波検査を施行し，穿通枝の走行を
確認する必要がある．

適　応

1．皮弁の特徴

　TDAP flap は，最大 25×16 cm，皮弁採取部を縫縮する場合は平均 20×8 cm ほどの大きさで採取することができ[17]，血管茎は 14 cm ほど確保できる[16]とされている．皮弁の利点として，① 腋窩を pivot point とした有茎皮弁として利用できる，② 広背筋前縁の穿通枝を利用することで半側臥位や仰臥位で採取できる[2]，③ 筋体を温存できるため侵襲が少ない[3]，④ 創部は側胸部となり目立たない[4]，⑤ 穿通枝を 2 本利用することで 2 皮島の皮弁として挙上できる[5]，⑥ 肩甲骨や肋骨との連合皮弁として採取できる[6]，⑦ 薄く加工しても安定した血流を得られる[7)8)12]，⑧ 前鋸筋枝，広背筋枝などを利用して栄養血管を T-portion の形で採取できる[9]ことが挙げられる．

2．有茎皮弁としての利用

　皮弁の pivot point と血管茎の長さから，TDAP flap を有茎で利用する場合は，肩周辺，上肢，乳房であれば外側区域までが再建可能な範囲である．また，TDAP flap は採取可能な皮弁容量が限られることから，乳房再建に利用する場合の適応は主に部分切除後の再建となる．

　穿通枝の分岐部位が下行枝の尾側であったり，穿通枝が長い場合には，血管茎を長く確保することができる[17]．そのため，穿通枝の走行によっては TDAP flap を肘関節部や乳房下部の再建に利用することも可能である[4)13]．一方で，穿通枝の走行は解剖学的変異が大きく，再建に適した TDAP が存在しない症例もあるため，穿通枝の走行を確認してから TDAP flap での再建が可能か判断する．再建に利用できる穿通枝が存在しない場合や，穿通枝が存在するが近位で分岐していたり，短いために血管茎の長さが足りない場合は，下行枝と広背筋前縁の筋体を部分的に皮弁に含めた筋体温存広背筋皮弁（Muscle sparing latissimus dorsi myocutaneous flap；MS-LDMF）として皮島を広背筋前縁尾側にデザインし挙上することで，より長い

皮弁到達距離を確保することができる[10]．

3．遊離皮弁としての利用

　TDAP flap は，広背筋皮弁と同様に，肋骨や肩甲骨との連合皮弁として挙上できることから，遊離皮弁として頭頸部再建に利用される[6]．皮島と骨が別の栄養血管となるため取り回しの自由度が高く，特に穿通枝を 2 本確保できる場合はそれぞれに皮島をつけて挙上することで，例えば下顎骨・口腔粘膜・頬部皮膚の合併切除に対する複雑な形態の再建などにも利用することが可能である．しかし，腫瘍切除と並行しての皮弁挙上は下肢の方が容易であることや，皮弁挙上手技の煩雑さや習熟度の差から，頭頸部再建に TDAP flap が使用される頻度は多くない．

　前鋸筋枝や角枝，下行枝を利用することで T-portion の形で血管茎を採取できる点や，thin flap としての利用が可能な点は，四肢，特に手背・足背の再建に有利である[7)~12]．Schaverien らは穿通枝の解析結果から，筋膜穿通部位より 5 cm ほどの脂肪織を温存すれば浅筋膜まで安全に thinning できるとしている[12]．Hattori らは，TDAP を真皮直前まで剝離し，3 mm もの薄さまで thinning 可能であったと報告している[8]．薄くしなやかな皮弁としては，他に鼠径皮弁，前腕皮弁が挙げられるが，TDAP flap でも側胸部を皮島とすると，それらと同程度まで薄い皮弁として利用でき，かつ皮弁デザインの選択肢が多いことから，足背や手背の再建材料として，TDAP flap も候補として挙げられる[7]．

TDAP flap の利用

1．術前評価

　まず造影 CT を行い，再建への利用に適した TDAP，すなわち広背筋前縁を走行する穿通枝を検索する．広背筋前縁の穿通枝を利用することで，仰臥位で皮弁採取が可能であり，筋内走行距離が短いため剝離操作に時間を要さず低侵襲に皮弁を挙上することができる．また途中で穿通枝を損傷した場合でも，下行枝を含めた MS-LDMF

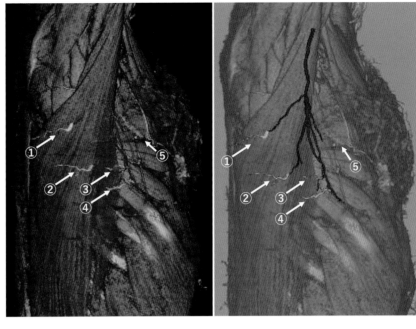

図 4.
穿通枝相造影 CT より描出した胸背動脈の走行
　a：穿通枝の穿通部位，広背筋との相対的な位置を把握できる画像
　b：広背筋裏面の胸背動脈の走行が把握できるよう，穿通枝以外を半透明化した画像
　①：横行枝からの TDAP-mc
　②：下行枝からの TDAP-mc
　③，④：下行枝からの TDAP-sc
　⑤：前鋸筋枝

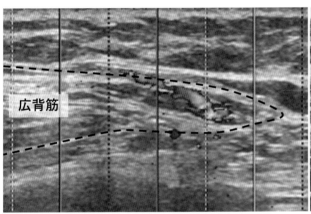

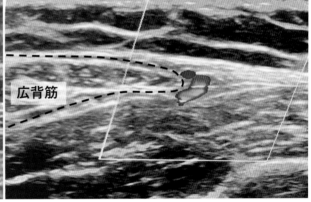

a．TDAP-mc　　　　　　　　　　　b．TDAP-sc

図 5．超音波検査での穿通枝確認

に移行しやすいという利点がある．広背筋前縁近傍を走行する穿通枝は主に下行枝からの TDAP-mc と，TDAP-sc である．特に TDAP-sc は筋体内を走行しないため，皮弁挙上時に筋体剝離操作を必要とせず，より低侵襲に皮弁挙上が可能である[18]．そのため，我々は積極的に TDAP-sc を利用している．なお，横行枝からの TDAP は，筋体裏面および筋体内の走行距離が長く背面に向かうため，仰臥位での皮弁採取が困難となる．また剝離操作時間や筋体損傷の観点からも，利用される頻度は少ない．TDAP flap を 2 皮島で挙上する場合は，そのうち 1 つを横行枝からの穿通枝を利用

した皮島とすることで，デザインや皮弁の取り回しの自由度が高くなるため，横行枝からの TDAP が利用される場合がある．

　造影 CT にて穿通枝を確認した後，血管茎の長さが十分確保できるかを確認する．我々は TDAP flap により乳房再建を行っているが，穿通枝の走行，欠損との距離，広背筋との相対的な位置関係などについて容易に把握できるよう，3D-CT 上で穿通枝を描出し確認している（図 4）．

　次に，術前に TDAP の走行を術中体位にて超音波検査で確認し，血管の走行，広背筋前縁との位置関係をマーキングする（図 5, 6）．この際，穿通

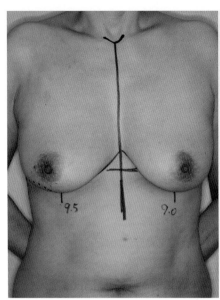
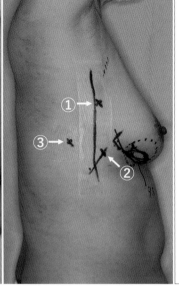
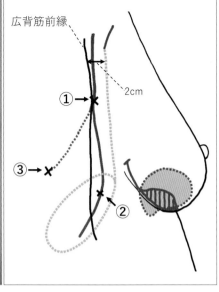

広背筋前縁

2cm

a．正面　　　　　　　b．側面　　　　　　c．bのシェーマ

図 6．術前のマーキング

① TDAP-sc の分岐点
② TDAP-sc が広背筋前縁を通過する点
③ TDAP-mc の穿通部位（TDAP-sc を利用できなかった場合に備えてマーキングしておく）
赤線：胸背動脈の走行（破線は広背筋裏面の走行）
青線：乳腺外科による乳房部分切除・センチネルリンパ節に伴う切除範囲および皮膚切開線
黄線：皮膚切開と，おおよその皮島のデザイン．広背筋前方から皮膚切開線までは 2 cm ほど開ける．

枝を損傷した場合などに備え，他の穿通枝についても検索しマーキングしておくとよい．

2．皮弁挙上手技

当院で行った，TDAP flap による乳房部分切除に対する再建症例を提示する（図 6〜8）．皮弁挙上は，仰臥位にて，肩枕を採取側に挿入し，上肢は消毒して行う．

A．皮膚切開

TDAP flap の挙上は，目標とする TDAP を確保するまでは，可能な限り多くの TDAP を温存するよう意識して行う．TDAP-sc が広背筋前縁よりも 2 cm 前方を走行している可能性があることを考慮し，皮膚切開は広背筋前縁より 2 cm 以上前方で皮膚切開することが望ましい（図 6）．乳房再建においては，まず乳腺外科にて腋窩操作が行われるため，上記を踏まえた皮膚切開を行うよう依頼する．

B．TDAP の確保

TDAP の剝離は近位部から行う．まず胸背動脈を確保し，その後，胸背動脈を unroof し穿通枝の分岐部を同定する．その際，背側皮膚を外側に牽引し術野を展開するが，皮下組織は広背筋とともに容易に偏位し，それに伴い TDAP の走行も変化するため，注意が必要である．特に，TDAP-sc は脂肪織内を走行するため解剖学的指標がなく，穿通枝を損傷する危険性が高い．脂肪織内での無理な穿通枝検索は避け，まず胸背動脈をなるべく近位側で確保し，続いて皮膚切開を延長しつつ遠位側に unroof を進め，TDAP の起始部を同定し，そこから遠位側に穿通枝を剝離していく流れで行うと安全である（図 7-a，b）．また，適宜術前のマーキングを確認し，サウンドドプラを利用し血管の走行を確認しつつ慎重に剝離を進める．

なお，TDAP flap の挙上を広背筋皮弁と同様に

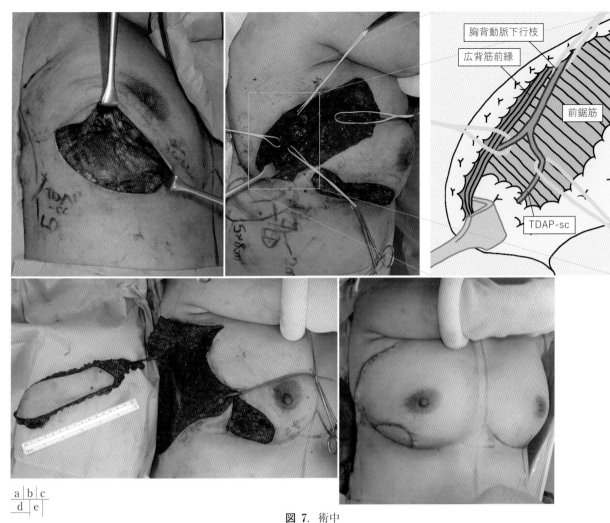

胸背動脈下行枝

広背筋前縁

前鋸筋

TDAP-sc

a	b	c
d	e	

図 7. 術中
a：乳房部分切除およびセンチネルリンパ節生検後
b：胸背動静脈を尾側に剥離していき，TDAP-sc の分岐部を確保する.
c：bのシェーマ
d：皮弁挙上後
e：皮弁縫着後

皮島側から行った場合，TDAP-mc の穿通部位を広背筋上で同定したとしても，その時点ではいずれの血管から分岐した穿通枝かを確認することができない．穿通枝が横行枝から分岐している可能性や，中枢側で損傷している可能性などを考慮し，TDAP flap の挙上は基本的に胸背動脈および穿通枝の確保から行う．また，TDAP flap の挙上中に穿通枝を損傷してしまった場合に，利用する穿通枝の変更や MS-LDMF への移行ができるよう，皮島のデザインと皮膚切開は TDAP を確保した

後に行う.

D．皮弁挙上

TDAP を確保し筋膜下まで剥離した後，血管茎の長さが十分かどうかを確認する．特に有茎で利用する場合は，ガーゼなどを用いて欠損部へ到達可能か確認する．その後，穿通点が皮弁の近位端になるよう，広背筋前縁に沿った紡錘形に皮島をデザインし，筋膜下で挙上する（図 7-d）.

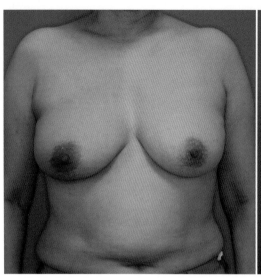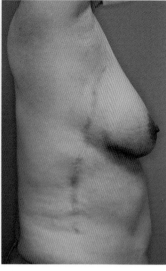

a|b

図 8.
術後半年
　a：正面
　b：側面

まとめ

　TDAP の血管解剖と TDAP flap の適応，術前検査と皮弁挙上手技について述べた．TDAP flap は利点が多く，必要に応じてデザインを柔軟に選択できる皮弁であるため，形成外科医が知っておくべき穿通枝皮弁の1つである．TDAP に解剖学的変異が大きいことから一般に普及してこなかったが，術前に画像評価を十分に行い，穿通枝の剝離を近位側から行うことで，安全に挙上することが可能である．

参考文献

1) Angrigiani, C., et al.：Latissimus dorsi musculo-cutaneous flap without muscle. Plast Reconstr Surg. 96：1608-1614, 1995.
　Summary　初めて胸背動脈穿通枝皮弁を報告した論文．
2) 岡崎　睦ほか：広背筋穿通枝皮弁・胸背動脈穿通枝皮弁．形成外科治療手技全書Ⅱ形成外科の基本手技2．平林慎一ほか編．克誠堂出版, 236-241, 2017.
　Summary　TDAP flap の挙上手技と適応についてわかりやすく記載された教科書．
3) 佐武利彦ほか：乳房再建（広背筋皮弁・胸背動脈穿通枝皮弁）．皮弁外科・マイクロサージャリーの実際．百束比古ほか編．文光堂, 212-215, 2010.

4) 柿沼翔太ほか：胸背動脈筋間中隔穿通枝皮弁を利用して乳房部分切除後の再建を行った1例. Oncoplast Breast Surg. 6(3)：65-70, 2021.
5) Mun, G. H., et al.：Impact of perforator mapping using multidetector-row computed tomographic angiography on free thoracodorsal artery perforator flap transfer. Plast Reconstr Surg. 122：1079, 2008.
　Summary　TDAP の穿通部位が2か所に集中していること，それを利用し2皮島で皮弁を挙上できることを報告した論文．
6) Shaw, R. J., et al.：Thoracodorsal artery perforator-scapular flap in oromandibular reconstruction with associated large facial skin defects. Br J Oral Maxillofac Surg. 53：569-571, 2015.
　Summary　遊離 TDAP flap と肩甲骨皮弁の連合皮弁により下顎骨および皮膚の再建を行った報告．
7) Kim, S. Y., et al.：Anatomical understanding of target subcutaneous tissue layer for thinning procedures in thoracodorsal artery perforator, superficial circumflex iliac artery perforator, and anterolateral thigh perforator flaps. Plast Reconstr Surg. 142(2)：521-534, 2018.
　Summary　Thin flap として利用できる皮弁を比較した論文．
8) Hattori, Y., et al.：Superthin thoracodorsal artery perforator flap for the reconstruction of palmar burn contracture. Plast Reconstr Surg Glob

Summary　TDAP flap の乳房再建への利用について，広背筋皮弁と比較を加え記載されている．

Open. **8**(3)：e2695, 2020.

9) Koshima, I., et al.：Flow-through thin latissimus dorsi perforator flap for repair of soft-tissue defects in the legs. Plast Reconstr Surg. **103**：1483-1490, 1999.

10) Koshima, I., et al.：New thoracodorsal artery perforator(TAPcp)flap with capillary perforators for reconstruction of upper limb. J Plast Reconstr Aesthet Surg. **63**(1)：140-145, 2010.
Summary　太い TDAP が確認できない場合であっても，下行枝，もしくは下行枝と広背筋を含めて挙上することで皮弁血流を確保できるとし，その挙上手技について報告した論文.

11) Kim, J. T., et al.：The thin latissimus dorsi perforator-based free flap for resurfacing. Plast Reconstr Surg. **107**(2)：374-382, 2001.

12) Schaverien, M., et al.：Three- and four-dimensional arterial and venous anatomies of the thoracodorsal artery perforator flap. Plast Reconstr Surg. **121**(5)：1578-1587, 2008.
Summary　浅筋膜と深筋膜の間で安全に thinning できるとした論文.

13) Sever, C., et al.：Thoracodorsal artery perforator fasciocutaneous flap：A versatile alternative for coverage of various soft tissue defects. Indian J Plast Surg. **45**(3)：478-484, 2012.
Summary　腋窩，肘の再建に TDAP flap を利用した報告.

14) Miyamoto, S., et al.：Septocutaneous thoracodorsal artery perforator flaps：a retrospective cohort study. J Plast Reconstr Aesthet Surg. **72**：78-84, 2019.
Summary　TDAP-sc について，胸背動脈，前鋸筋枝，広背筋枝から出るものに分類し，走行および存在率について報告した論文.

15) Heitmann, C., et al.：The thoracodorsal artery perforator flap：anatomic basis and clinical application. Ann Plast Surg. **51**(1)：23-29, 2003.
Summary　20 例の屍体解剖結果から胸背動静脈および TDAP-sc を含めた穿通枝の走行について報告した論文.

16) Thomas, B. P., et al.：The vascular basis of the thoracodorsal artery perforator flap. Plast Reconstr Surg. **116**(3)：818-822, 1995.

17) Hamdi. M., et al.：Surgical technique in pedicled thoracodorsal artery perforator flaps：a clinical experience with 99 patients. Plast Reconstr Surg. **121**(5)：1632-1641, 2008.
Summary　TDAP flap による再建を行った 99 症例から，TDAP flap の特徴と手術手技について報告した論文.

18) Kim, J. T., et al.：Two options for perforator flaps in the flank donor site：latissimus dorsi and thoracodorsal perforator flaps. Plast Reconstr Surg. **115**(3)：755-763, 2005.
Summary　TDAP-sc の利点について報告した論文.

19) 岡崎　睦ほか：広背筋皮弁. 形成外科治療手技全書 II 形成外科の基本手技 2. 平林慎一ほか編. 克誠堂出版，192-199，2017.

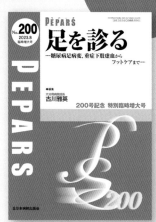

全日本病院出版会
〒113-0033 東京都文京区本郷 3-16-4　Tel：03-5689-5989
http://www.zenniti.com　　　　　　　　　Fax：03-5689-8030

PEPARS No.203：21-24, 2023

◆特集／知っておくべき穿通枝皮弁 10

腸骨付き浅腸骨回旋動脈穿通枝皮弁 (SCIP flap)

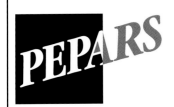

山下 修二*

Key Words：浅腸骨回旋動脈穿通枝皮弁 (Superficial circumflex iliac artery perforator flap；SCIP flap)，腸骨弁 (iliac bone flap)，腸骨付き SCIP flap (superficial circumflex iliac perforator-osteocutaneous flap)

Abstract SCIP flap の血管茎の 1 つである SCIA の深枝は，腸骨骨膜をはじめ縫工筋や外側大腿皮神経にも細い栄養血管を出している．この特性を利用すれば，骨弁，筋弁，神経弁を含めて SCIP flap を挙上することができる．本稿では，腸骨付き SCIP flap について詳述する．

はじめに

　浅腸骨回旋動脈穿通枝皮弁 (Superficial circumflex iliac artery perforator flap；SCIP flap) は，2004 年に光嶋により報告された perforator flap[1] であり，血管茎である浅腸骨回旋動脈 (superficial circumflex iliac artery；SCIA) の浅枝と深枝，そして浅腸骨回旋静脈 (superficial circumflex iliac vein；SCIV) をそれぞれ独立して剥離・同定するため，従来の鼠径皮弁に比べ長い血管柄を確保することができる．また，SCIA の深枝は，それぞれ腸骨骨膜，縫工筋，外側大腿皮神経にも栄養枝を出しており，その解剖学的特性から，キメラ型皮弁として多様性を持った再建材料を提供できる皮弁として考えられている[2)3)]．

　本稿では，SCIA を血管茎とした骨皮弁として腸骨付き SCIP flap について述べる．

特　徴

　腸骨弁を採取する場合の栄養血管は，SCIA と深腸骨回旋動脈 (deep circumflex iliac artery；

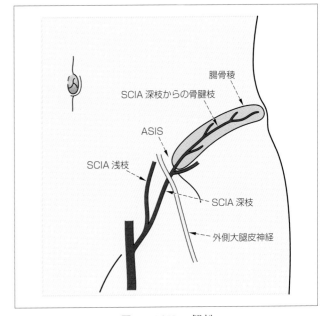

図 1. SCIP の解剖

DCIA) の 2 種類に分かれる．腸骨への血流については，Taylor が DCIA の優位性を報告しており，十分な量の移植骨を採取できることからこれまで様々な再建に用いられてきた[4)5)]．しかし，皮弁への血流についてはバリエーションが多いことから皮膚軟部組織再建も必要な症例では用いられる機

*Shuji YAMASHITA，〒701-0192　倉敷市松島577　川崎医科大学形成外科学，教授

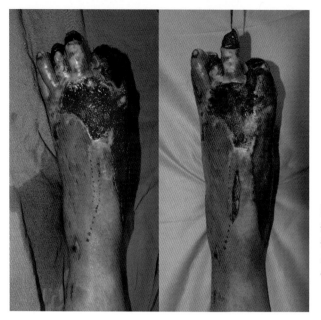

図 2.
症例：62 歳，男性
外傷後に左第 1 趾の壊死と足背部の皮膚欠損を認
めたため，デブリードマンを行った．第 1 趾は基節
骨遠位部で切断してた．
（文献 9 より一部引用）

会が減少している[6)7)]．一方，SCIA を血管茎とす
る場合は，十分な大きさの皮弁を含めることはで
きるが，腸骨への血流は不安定であり移植できる
骨片の大きさには限界があることが欠点である．
SCIA を栄養血管とする腸骨弁は，Taylor[8)] により
最初に報告され，さらに SCIA の深枝が骨膜を介
して腸骨に至る栄養枝に関する詳細も報告され，
最近では腸骨付き SCIP flap が使用されるように
なってきた[2)9)10)]（図 1）．

腸骨付き SCIP flap については，皮膚軟部組織
欠損が大きく，骨欠損が比較的小さい症例がよい
適応であると考えられる．

手術手技

1．デザイン

超音波エコーで SCIA の浅枝と深枝の走行を把
握しておく．腸骨は，上前腸骨棘（anterior supe-
rior iliac spine；ASIS）から後方の腸骨稜のところ
で採取するようなデザインとする．採取できる腸
骨のサイズは，長さ 10 cm，高さ 2 cm 程度と考え
られている．皮弁は，肋骨弓下縁のところまでは
生着すると考えられているため，長さは 30 cm ほ
ど採取できる．

2．皮弁の挙上

まず，デザインした皮弁の中枢側に切開を加

え，あらかじめ皮膚にマーキングしておいたとこ
ろで SCIA の浅枝と深枝を同定する．皮弁を切り
離す際には，浅枝と深枝が合流し 1 本になったと
ころで切り離すかそれぞれ浅枝と深枝が独立した
状態で切り離すかは移植床血管の状態（血管の口
径や数など）により決めればよい．静脈について
は，比較的太い SCIV が独立して走行している．
SCIA の深枝に伴走する静脈が発達している場合
はそれも使用することができる．腸骨への血流
は，SCIA の深枝から骨膜を介して栄養されてい
るため，骨弁を挙上する際には，SCIA の深枝と
骨膜の連続性を損なわないように骨膜とその周囲
にある軟部組織を十分に含めることが肝要であ
る．SCIA の深枝が外側大腿皮神経の裏を走行す
る場合があり，その際は神経を切断し皮弁挙上後
に神経縫合を行う必要がある．

症　例

62 歳，男性．外傷性足趾欠損（図 2〜4）

外傷後の第 1 趾と足背部皮膚軟部組織欠損に対
して，腸骨付き SCIP flap を用いて再建した．32×
9 cm 大の皮弁を右鼠径部で挙上し，腸骨稜から骨
弁を含めて採取した．鼠径靭帯に沿って皮弁中枢
側に切開を加え，SCIA の浅枝と深枝を同定した．
その後，末梢側から筋膜上で皮弁を挙上してい

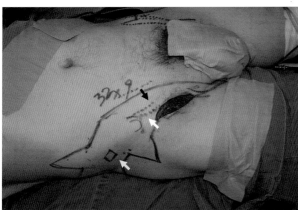

a	
b	c

図 3.

a：32×9 cm 大の皮弁を右鼠径部にデザインした．超音波エコーで SCIA の浅枝と深枝の走行をマーキングしておく．（黒矢印 SCIA 浅枝，白矢印：SCIA 深枝，黄色矢印：腸骨弁）

b：腸骨を含めて皮弁を挙上した．（黒矢印 SCIA 浅枝，白矢印：SCIA 深枝，黄色矢印：SCIV）

c：挙上した皮弁の裏面の状態．腸骨稜より採取した骨弁（黄色矢印）．骨弁周囲には骨膜とその周囲の軟部組織を十分に付けて SCIA の深枝との連続性を維持して挙上した．

（文献 9 より一部引用）

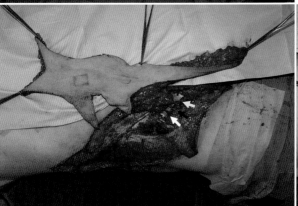
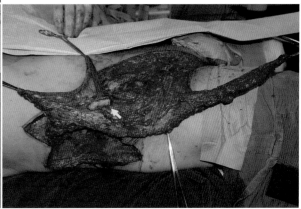

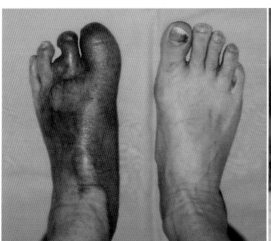
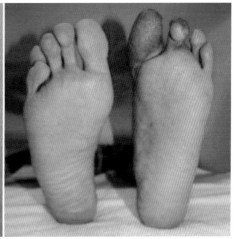

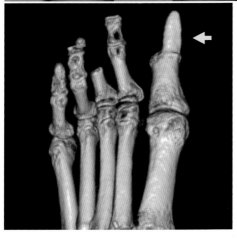

図 4.

a，b：術後 24 か月の状態．第 1 趾の形態も良好である．

c：移植した腸骨は吸収されることなく，骨癒合も得られている．

（文献 9 より一部引用）

き，骨弁を採取する部位ではその周囲の骨膜を十分に付けておく．ASIS 付近よりやや中枢側の筋膜下で SCIA の深枝を同定し，骨膜との連続性を損なわないように周囲の軟部組織も付けて剥離する．電動ノコギリを用いて骨切りを行った．腸骨弁を基節骨とピンニング固定し，移植床血管は足背動静脈を用いて血管吻合は行った．術後経過は良好で，皮弁は完全に生着し，術後 24 か月の時点で移植した腸骨は吸収されることなく骨癒合も得られた．

まとめ

腸骨付き SCIP flap は，腸骨への血流が SCIA の深枝により担保されている皮弁であり，小～中等度の骨欠損に伴う広範な皮膚軟部組織欠損の再建に適している．

参考文献

1) Koshima, I., et al. : Superficial circumflex iliac artery perforator flap for reconstruction of limb defects. Plast Reconstr Surg. 113(1) : 233-240, 2004.
2) Yoshimatsu, H., et al. : Superficial circumflex iliac artery perforator flap : an anatomical study of the correlation of the superficial and the deep branches of the artery and evaluation of perfusion from the deep branch to the sartorius muscle and the iliac bone. Plast Reconstr Surg. 143(2) : 589-602, 2019.
3) Yamamoto, T., et al. : Quadruple-component superficial circumflex iliac artery perforator (SCIP) flap : A chimeric SCIP flap for complex ankle reconstruction of an exposed artificial joint after total ankle arthroplasty. J Plast Reconstr Aesthet Surg. 69(9) : 1260-1265, 2016.
4) Taylor, G. I., et al. : Superiority of the deep circumflex iliac vessels as the supply for free groin flaps. Plast Reconstr Surg. 64(5) : 595-604, 1979.
5) Taylor, G. I., et al. : Superiority of the deep circumflex iliac vessels as the supply for free groin flaps. Clinical work. Plast Reconstr Surg. 64(6) : 745-759, 1979.
6) Takushima, A., et al. : Mandibular reconstruction using microvascular free flaps : a statistical analysis of 178 cases. Plast Reconstr Surg. 108(6) : 1555-1563, 2001.
7) Safak, T., et al. : A new design of the iliac crest microsurgical free flap without including the "obligatory" muscle cuff. Plast Reconstr Surg. 100(7) : 1703-1709, 1997.
8) Taylor, G. I., Watson, N. : One-stage repair of compound leg defects with free, revascularized flaps of groin skin and iliac bone. Plast Reconstr Surg. 61(4) : 494-506, 1978.
9) Yamashita, S., et al. : Superficial circumflex iliac perforator-osteocutaneous flap for reconstruction of extensive composite defects in the forefoot. Plast Reconstr Surg Glob Open. 8(8) : e3076, 2020.
10) Yoshimatsu, H., et al. : Superficial circumflex iliac artery-based iliac bone flap transfer for reconstruction of bony defects. J Reconstr Microsurg. 34(9) : 719-728, 2018.

PEPARS　No.203：26-34，2023

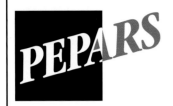

◆特集／知っておくべき穿通枝皮弁 10

内胸動脈穿通枝皮弁（Internal mammary artery perforator flap；IMAP flap）の解剖と挙上のコツ

中尾淳一[*1]　　安永能周[*2]　　柿沼翔太[*3]

Key Words：内胸動脈穿通枝皮弁（internal mammary artery perforator flap；IMAP flap），DP 皮弁（Delto-pectoral flap），AP 皮弁（Axillo-pectoral flap），MDCT；multi detector-row computed tomography，ICG 蛍光造影検査（indocyanine green fluorescence angiography）

Abstract 　　内胸動脈穿通枝（IMAP）を栄養血管とする皮弁は，第1〜3肋間の複数の IMAP を皮弁に含む DP 皮弁が有名であるが，近年，1本の IMAP を茎とした IMAP flap が広まりつつある．IMAP flap は従来の DP 皮弁と比較して，皮弁に含める穿通枝の本数は少ないが，DP 皮弁のように定型的なデザインではなく，症例ごとに IMAP の走行を考慮して皮弁デザインを行うため，皮弁遠位の部分壊死が起こりにくい．また，IMAP の走行を評価した上で皮弁を腋窩方向にデザインすることができれば（いわゆる axillo-pectoral flap；AP 皮弁），皮弁採取部を縫縮しやすくなり，植皮を必要としない．
　　本稿では，IMAP flap を安全に挙上するために知っておくべき知識と適応，必要な検査，そして皮弁挙上の流れとコツについて説明する．

はじめに

　内胸動脈穿通枝（internal mammary artery perforator；IMAP）を茎とする皮弁の報告は，1965 年に Bakamjian が下咽頭再建に用いた，Delto-pectoral（DP）皮弁が有名である[1]．その後，下咽頭再建の主流は遊離空腸弁や ALT などの遊離皮弁に移ったが，現在でも DP 皮弁はレシピエント血管を得られない放射線照射後の salvage 手術や，気管孔周囲の薄い頸部皮膚の再建に対して，使用価値の高い皮弁として認知されている．

　1974 年に Harii らは，DP 皮弁を遊離皮弁として移植した[2]．彼らは DP 皮弁の栄養血管を内胸動脈の"perforating branch"（後の IMAP）と認識しているだけでなく，顔面動静脈や浅側頭動静脈に吻合して，遊離穿通枝皮弁移植（free perforator flap transfer）として顔面皮膚の再建を成功させている．遊離 DP 皮弁（free IMAP flap）は，他の遊離皮弁と比較して血管が細く短いため，血管吻合の難易度が高く[3]，使用機会は少ない．しかし，顔面や頸部皮膚と質感（texture）や厚みが近く，整容性に優れるため，現在でも遊離皮弁による顔面再建の代えがたい選択肢である．

　2006 年に Yu らは，DP 皮弁の欠点（皮弁配置自由度の低さ，皮弁採取部に高率に植皮が必要）を解決した有茎 IMAP flap による気管孔再建を報告し[4]，その後，DP 皮弁や大胸筋皮弁による頭頸部再建の一部が，徐々に IMAP flap へシフトした[5]．

　IMAP は大胸筋内の走行距離が短い．そのた

*1 Junichi NAKAO，〒411-8777　静岡県駿東郡長泉町下長窪 1007　静岡県立静岡がんセンター再建・形成外科，医長
*2 Yoshichika YASUNAGA，同，部長
*3 Shota KAKINUMA，〒431-3125　浜松市東区半田山 1 丁目 20-1　浜松医科大学医学部附属病院形成外科，診療助教

め，有茎 IMAP flap は，頭頸部再建に用いる他の conventional な皮弁と比較して，剥離操作が簡便で筋体の犠牲が少なく手術侵襲が低い．術前検査で IMAP の走行を評価して皮弁を長く採取できれば，大胸筋内の剥離操作を行わずに，皮弁をさらに簡便に挙上することができる．

本稿では，臨床的価値の高い IMAP flap の中で，簡便に挙上可能な有茎 IMAP flap にフォーカスして解説する．

内胸動脈の解剖

IMAP の本幹である内胸動脈は，鎖骨下動脈から椎骨動脈起始に相対して分岐し，胸骨側方で内肋間筋と胸横筋の間を下行する．走行中に多数の IMAP を出しながら，第 6 肋間付近で上腹壁動脈と筋横隔動脈を分岐する[6)~8)]．分岐した 2 つの血管も皮膚穿通枝を出すため，術前に穿通枝を確認すれば IMAP flap と同様に穿通枝皮弁を挙上して再建に活用できる．

IMAP の解剖学的特徴

1．IMAP の発生頻度と口径，筋膜穿通点の位置

Munhoz らは，cadaver を用いて IMAP の発生頻度と口径，筋膜穿通点の位置を報告した[9)]．第 2 肋間の穿通枝の発生頻度が 63.6％で最も高く，続いて第 3 肋間が 27.3％，第 1・5 肋間が 4.5％の順であった．IMAP の内径および外径は，それぞれ $598.48 \pm 176.68 \mu m$ および $848.97 \pm 276.68 \mu m$ であり，胸骨外側縁から筋膜穿通位置の距離は平均 13 mm（7～17 mm）であった．

2．IMAP の走行

最新の MDCTA やカラードップラエコー検査でも，生体で IMAP の走行を末梢まで観察することは困難である．過去の多数の DP 皮弁の報告から，第 1～3 肋間から発生する IMAP は，肩（三角筋）に向かって走行すると考えられてきたが，DP 皮弁は 10～25％の確率で皮弁遠位に壊死をきた

すことがある[10)]．そのため，DP 皮弁のデザインは，必ずしも IMAP の走行と一致していない可能性が考えられる．

全身の皮膚穿通枝の走行を調査した Saint-Cyr らは，cadaver を用いた dynamic（4D）CTA で，各肋間の IMAP について皮下の走行を報告している[11)]．dynamic CT は，調べたい穿通枝に造影剤を動注している間，繰り返し CT を撮影して穿通枝の走行を詳細に観察する検査である．被曝量や手技の問題から生体で実施することは不可能である．

この報告によると，第 1 肋間から発生する IMAP の一部は肩方向（DP 皮弁の長軸方向）へ向かうものの，第 1～3 肋間の IMAP はほとんどが腋窩や乳頭方向に向かっていた．Munhoz らの報告と異なり，第 1～3 肋間の IMAP の発生頻度はほぼ同等であった．

これらの報告を参考に，我々は IMAP flap を頭頸部再建に用いる場合には，皮弁先端を DP 皮弁のデザイン（肩方向）から，腋窩方向にデザインする axillo-pectoral flap（AP 皮弁）に変更して部分壊死を防いでいる．また，腋窩は肩よりも皮膚を縫縮しやすいため，AP 皮弁にすることで皮弁採取部に植皮する必要がなくなっている．

IMAP flap 挙上のために必要な検査

IMAP flap を安全に挙上するために，次の 3 つの検査で IMAP を評価する．

1．造影 CT 検査

検査目的：皮弁に含める IMAP の選択

IMAP flap を挙上するには，左右の複数の肋間から 1 本の IMAP を選択する必要があり，そのための IMAP の位置や太さの把握には造影 CT 検査が最も優れている．撮影した画像を 3 次元再構成すると，IMAP の発生位置や太さ，筋膜穿通位置を確認しやすい（図 1）．

穿通枝相での撮影が望ましく，穿通枝相造影 CT 撮影のプロトコールを本誌別特集[12)]に記載し

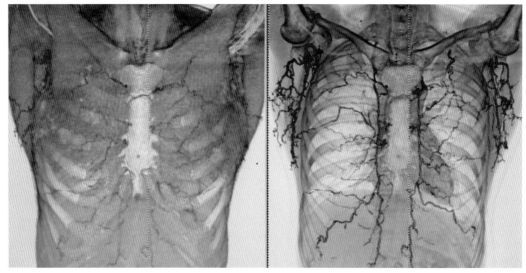

図 1. 3次元再構成した穿通枝相造影 CT
3次元再構成した CT 画像があると，手術に使用する IMAP を選択しやすい．
IMAP は肩方向よりも腋窩や乳頭方向に走行する分枝が多いことがわかる．

ているので参照して欲しい．

　IMAP flap を頭頸部再建などに用いる場合，腫瘍の遠隔転移評価など別の目的で胸部造影 CT が撮影されていることがあるが，IMAP 穿通枝相で撮影されていなければ，IMAP の詳細な評価は困難である．一方で，穿通枝に的を絞らない条件で IMAP が描出されていれば，手術で確実に使用可能な IMAP が存在すると言い換えることもできる．我々は，別の目的で撮影された胸部造影 CT があれば，その画像を IMAP のスクリーニング検査として利用し，追加で穿通枝相造影 CT 検査を撮影し直すことはしていない．

2．カラードップラエコー検査

　検査目的：選択した IMAP の筋膜穿通点・皮下の走行の評価

　造影 CT 検査で同定した IMAP を，カラードップラエコー検査で確認し，筋膜穿通点と皮下の走行を体表面にマーキングしている．カラードップラエコー検査は，造影 CT 検査より微細な血管の描出能に優れるため，穿通枝の走行を評価しやすいが，IMAP が細い症例や，皮下脂肪が薄くエコー検査で血管の描出が困難な症例では，IMAP を筋膜穿通点から2〜3 cm 程度しか追えないこと

が多い．

　検査時の注意点として，前胸部皮膚は体位によって大きくずれるため，できるだけ手術体位に近い状態（例：頭頸部再建の場合は肩枕を入れて甲状腺位にする）で検査を行うのがよい．さらに手術時には，体位を取った後サウンドドップラ血流計で，マーキングと IMAP の位置にずれがないか最終確認するとよい．

3．穿通枝相 ICG 蛍光造影検査（dynamic indocyanine green fluorescence angiography；dynamic ICGFA 検査）

　検査目的：詳細な穿通枝走行の検索・移植可能な範囲の決定

　我々は，ICGFA 穿通枝相を観察し体表面にマーキングすることで，Saint-Cyr らが報告した dynamic CTA[11]のように，穿通枝の走行を末梢まで簡便に評価できる検査方法（dynamic ICGFA 検査）を考案した（図2）．手術中，皮弁デザイン直前に dynamic ICGFA 検査を行う．

　前述の2つの検査によって，手術時点では使用する IMAP の候補が絞り込まれているため，dynamic ICGFA 検査では候補に残った IMAP の走行を確認し，skin marker で体表にマーキング

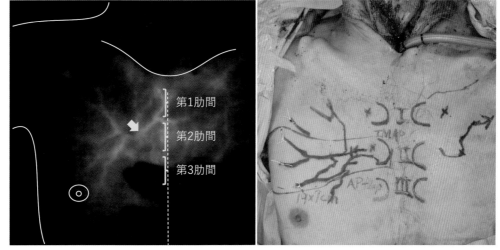

a | b

図 2. dynamic ICGFA 検査
 a：検査所見．右第 2 肋間の IMAP が最も発達し，腋窩方向に走行していた．黄色矢
  印：第 2 肋間 IMAP の筋膜穿通点
 b：マーキング後．IMAP の分枝ができるだけ多く含まれる AP 皮弁をデザインした．

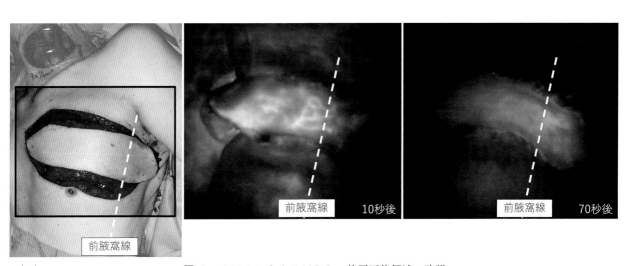

a | b | c

図 3. ICGFA による IMAP flap 使用可能領域の確認
 a：左第 2 肋間 IMAP flap 挙上後．皮島の外側は広背筋前縁
 b：ICG 静注 10 秒後．内胸動脈穿通枝が前腋窩線まで Linear に造影されていることがわかる．
 c：ICG 静注 70 秒後．皮島全域が造影されたので，皮島を全て使用した．

する．

　穿通枝相はわずか数秒で終わるため，ICG の静注後，検者は検査画面から目を離さずに，画面を見ながら穿通枝の走行を体表にマーキングする．

　仮に皮弁挙上後に皮弁末梢からの出血が良好であっても，確実に生着する範囲を確認するために，必ず ICGFA 検査を行うことにしている（図3）.

　dynamic ICGFA 検査は，穿通枝走行を平面に投影する検査であり，IMAP の筋膜穿通枝点など立体的な構造は評価できないため，前述の 2 つの検査で立体的構造を確認することで，穿通枝の損傷リスクを低減できる．

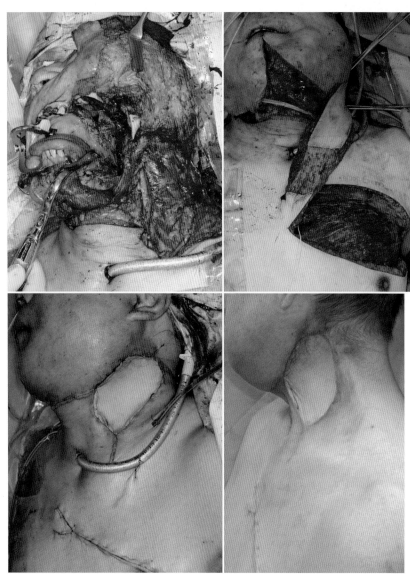

図 4.
症例 1：60 歳，男性
IMAP flap と ALT の double flap を
行った症例
　　a：左頸部皮膚合併切除を伴う下顎
　　　区域切除後．下顎プレートと
　　　ALT で下顎再建を行い，IMAP
　　　flap で頸皮を再建した．
　　b：IMAP flap 挙上後．皮下トンネ
　　　ルを通過させる部分を脱上皮した．
　　c：手術終了時の状態
　　d：術後 2 か月．皮弁は全生着した．

皮弁挙上

　ここでは，当施設で最も使用頻度が高い，第
1〜3 肋間の IMAP flap を例として説明する．

1．適　応

　IMAP flap を頭頸部再建に用いる場合，薄い皮
弁が求められる気管孔再建などの頸部皮膚の再建
が最もよい適応である．到達範囲は最長で耳下
部〜オトガイ部までであり，2 枚の皮弁が必要な
再建症例では 2 皮弁目（皮膚側）として活躍する
（図 4〜6）．
　一方で，喉頭全摘後などの咽頭再建（粘膜側）に
用いる場合，前胸部の脂肪織が薄い症例では

IMAP flap 周囲に死腔が生じやすく，縫合不全を
起こした場合に致死的な感染症につながる可能性
がある．そのため脂肪織が薄い症例の咽頭再建で
は，IMAP flap ではなく組織の厚い大胸筋皮弁や
遊離皮弁を用いた方が安全である．

2．皮弁デザイン

　Yu らが報告しているように，IMAP flap は皮
弁全周を切開して島状皮弁にすることが可能であ
る．しかし，IMAP は大胸筋筋膜下の走行距離が
短く，島状皮弁にしても pivot point はほとんど移
動しない．それどころか，島状皮弁にしたことで
血管茎がねじれ，皮弁に血流障害を起こすことが
ある．これを防ぐために，我々は敢えて皮弁基部

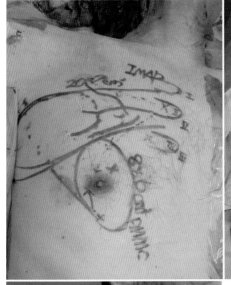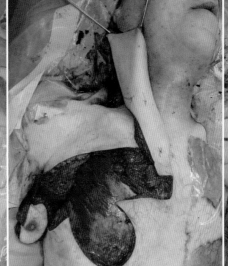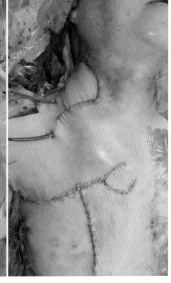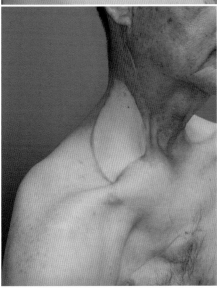

a | b | c
d |

図 5.
症例 2：73 歳．男性
IMAP flap と大胸筋皮弁の double flap を行った症例
　a：皮弁デザイン．大胸筋皮弁で中咽頭再建を行
　　い，IMAP flap で頸皮を再建した．
　b：IMAP flap と大胸筋皮弁挙上後
　c：手術終了時
　d：術後 1 年．皮弁は全生着した．

を切開せずに皮膚茎として残し，血管茎のねじれを防ぐとともに，皮弁血流障害を起こさないように真皮下血管網の静脈還流を温存している（図 4-b，5-b，6-c）．

　上記の理由により，皮弁採取部から欠損部までの距離が長い場合は，皮弁基部を切開して移動距離を稼ぐのではなく，術前検査で穿通枝の走行を確認し，必要に応じて皮弁を長軸方向に延長した方が，より簡便で安全である．

　自施設の 15 例程度の経験から，前述の 3 つの検査を行って皮弁に IMAP を正確に含めることができれば，広背筋前縁まで部分壊死することなく皮弁挙上が可能であった（図 3〜7）．

　皮弁デザインの注意点としては，腋窩の皮膚を採取しすぎると縫縮はできても上肢挙上が制限されるため，頸部郭清などの影響で，術後に上肢挙上制限が出ると予想される特殊な例を除いて，前腋窩線より後方は皮弁先端が収束するようにデザインする（図 6，7）．

　皮弁を大きく採取する必要がある場合は，全ての症例において IMAP が走行するとされる乳輪乳頭方向[11]にウイングを付けたり，Okochi らのように腋窩周囲の側胸部皮弁を使用して IMAP flap の採取部を閉創するのがよい[13]．

3．皮膚切開〜皮弁裏面の剥離

　皮膚切開後，大胸筋上では脂肪組織を皮島より

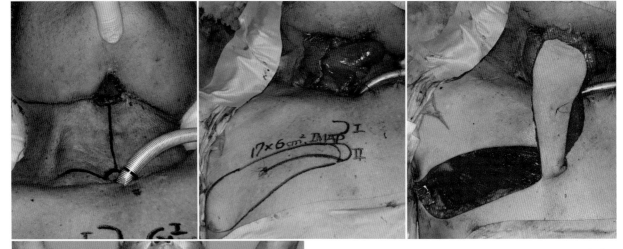

a｜b｜c
d

図 6.

症例 3：78 歳．男性

IMAP flap と遊離空腸の double flap を行った症例

　　a：胃管再建後の咽頭皮膚瘻

　　b：空腸移植後に，IMAP flap を挙上した．

　　c：皮弁挙上後

　　d：術後 9 か月．皮弁は全生着した．上肢挙上
　　　制限を認めない．

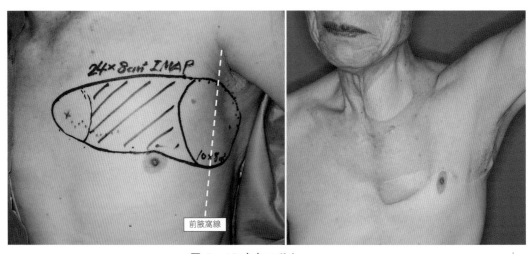

図 7．AP 皮弁デザインのコツ　　　　　　　　　　　　a｜b

a：前腋窩線より後方は，皮弁先端を収束する方向にデザインする．

b：術後 1 年．上肢の挙上制限を認めない．

ひと回り大きく付けて，脂肪組織内に存在する IMAP 血管網を可及的に皮弁に含めるようにする．大胸筋より外側の部分では，脂肪組織を多く含めても皮弁血流には寄与しないため，皮弁血流を安定させる目的で脂肪組織を大きく付ける必要はない．

　皮膚切開後，皮弁を外側から挙上していくが，大胸筋より外側の部分は再建に必要十分な量の脂肪組織をつけながら，大胸筋外側縁に到達する．薄い皮弁が必要な場合，大胸筋外側まで浅筋膜下

で剝離し，大胸筋外側縁の位置で剝離深度を変更して大胸筋に到達する．DP 皮弁挙上時には，皮弁血流を温存する目的で，コールドメスによる鋭的な剝離を推奨する報告がある[14]．より血流の安定した IMAP 皮弁では，大胸筋外側縁から内側に大胸筋筋膜を付けて挙上すれば，電気メスを使用しても問題はない（筆者は電気メスのモードを切開モードにして使用している）．

4．穿通枝の同定

エコー検査で検索した IMAP 筋膜穿通点の近傍まで電気メスで皮弁を剝離したら，剝離スピードを落とし，丁寧に剝離を進める．IMAP が細く血管の確認が困難と予想される場合には，穿通枝に通電しないように，コールドメスや微小剝離子に持ち替えると安全である．術中にサウンドドップラ血流計で穿通点を確認することも有用である[14]が，術前検査で穿通枝の走行を評価できていれば，ほとんどの場合，サウンドドップラ血流計を使用せずに皮弁を挙上できる．

IMAP を剖出する前に，欠損部まで皮弁を十分に移動できた場合，皮弁血流に問題がなければ，必ずしも IMAP を直視で確認せずに皮弁挙上を終えてもよい．

症　例

症例1（図4）：60歳，男性．左臼後部癌（T4aN3b）

左下顎区域切除，皮膚合併切除を伴う左根治的頸部郭清が行われた．下顎プレートと ALT で下顎再建を行い，IMAP flap で頸部皮膚の再建を行った．皮弁は全生着した．

症例2（図5）：73歳，男性．右中咽頭癌（p16 陽性，T2N3）

中咽頭癌切除，皮膚合併切除を伴う右根治的頸部郭清が行われた．大胸筋皮弁で中咽頭再建を行い，IMAP flap で頸部皮膚の再建を行った．皮弁は全生着した．

症例3（図6）：78歳，男性．下咽頭癌（T4aN2c）と胸部食道癌（T3N0）の重複癌

初回手術時に咽頭喉頭食道全摘，両頸部郭清，

胃管再建が行われたが，咽頭-胃管吻合部の縫合不全を生じ，咽頭皮膚瘻を形成した．離開した咽頭と胃管の間に遊離空腸を移植し，IMAP flap による頸部皮膚の再建を行った．皮弁は全生着した．術後9か月，皮弁採取側の上肢挙上制限を認めない．

最後に

有茎 IMAP flap は必要な検査を行って穿通枝の走行を把握すれば，挙上操作が簡便かつ低侵襲である．再建に微小血管吻合を必要とせず，さらに頸部の皮膚に texture が近いため，頸部皮膚の再建に理想的な皮弁である．

IMAP の走行の把握にはいくつかの検査を必要とするが，安全に再建を遂行するために労力を惜しまず，IMAP の評価を行うことが，IMAP flap を用いた再建の成功の秘訣である．

参考文献

1) Bakamjian, V. Y.：A two-stage method for pharyngoesophageal reconstruction with primary pectoral skin flap. Plast Reconstr Surg. 36：173-184, 1965.
   Summary　複数茎内胸動脈穿通枝皮弁（DP 皮弁）による下咽頭再建の報告．

2) Harii, K., et al.：Free deltopectoral skin flap. Br J Plast Surg. 27：231, 1974.
   Summary　遊離 DP 皮弁（free IMAP flap）による6例の顔面再建の報告．現在の IMAP flap の原型が完成．

3) Sasaki, K., et al.：Deltopectoral skin flap as a free skin flap. Revisited：further refinement in flap design, fabrication, and clinical usage. Plast Reconstr Surg. 107：1134-1141, 2001.
   Summary　遊離 DP 皮弁（free IMAP flap）を成功させる様々な工夫を報告．

4) Yu, P., et al.：Internal mammary artery perforator（IMAP）flap for tracheostoma reconstruction. Head Neck. 28：723-729, 2006.
   Summary　有茎 IMAP flap で気管孔再建を行った初の報告．

5) Almadori, G., et al.：Impact of internal mammary artery perforator propeller flap in neck resur-

facing and fistula closure after salvage larynx cancer surgery：our experience. Head Neck. **41**：3788-3797, 2019.
　Summary　CRT 後 salvage TL 手術で，レシピエント血管が得られず遊離皮弁が困難な症例に対し，IMAP flap を用いて頭頸部再建を行った 25 例の報告.

6）平沢　興ほか：大循環，動脈. 分担解剖学 2. 改訂第 11 版. 岡本道雄ほか編. 44，金原出版，1984.

7）小澤一史：胸郭. 臨床のための解剖学. 第 5 版. 佐藤達夫ほか編. 102，メディカル・サイエンス・インターナショナル，2008.

8）杉本哲夫：頭頸部. グレイ解剖学. 原著第 2 版. 塩田浩平ほか編. 978，エルゼビア・ジャパン，2011.

9）Munhoz, A. M., et al.：Perforator flap breast reconstruction using internal mammary perforator branches as a recipient site：an anatomical and clinical analysis. Plast Reconstr Surg. **114**：62-68, 2004.
　Summary　Cadaver を用いて IMAP の解剖学的特徴を報告.

10）Kingdom, T. T., et al.：Enhanced reliability and renewed applications of the deltopectoral flap in head and neck reconstruction. Laryngoscope. **106**：1230-1233, 1996.

11）Wong, C., Saint-Cyr, M., et al.：Three- and four-dimensional arterial and venous perforasomes of the internal mammary artery perforator flap. Plast Reconstr Surg. **124**：1759-1769, 2004.
　Summary　IMAP の 解 剖 学 的 特 徴(perforasomes)を理解する上で，非常に重要な論文.

12）中尾淳一：【外科系における PC 活用術】画像データの 3 次元化ツール『OsiriX』を使いこなす. PEPARS. **108**：56-62，2015.
　Summary　穿通枝相造影 CT 検査の撮影プロトコールおよび DICOM viewer を用いた画像の 3 次元再構成方法について解説.

13）Okochi, M., et al.：The reconstruction of the donor site of DP flap using thoracodorsal artery perforator flap. Plast Reconstr Surg Glob Open. **5**：e1521, 2017.
　Summary　DP 皮弁採取部の閉創に胸背動脈穿通枝皮弁を用いることで，植皮による拘縮を回避した症例報告.

14）永原國彦：DP 皮弁の特徴と安全な採取法. 耳喉頭頸. **71**：15-19，1999.

PEPARS

2022 年 3 月発行　B5 判　198 頁
定価 5,720 円（本体 5,200 円＋税）

No.183　2022 年 3 月増大号

乳房再建マニュアル

―根治性，整容性，安全性に必要な治療戦略―

編集／佐武利彦　富山大学特命教授

基礎知識から、SBI、自家組織、脂肪注入による乳房再建など、
乳房再建の基礎から最新までを網羅！まずはこの 1 冊で間違いなし！

さらに詳しい情報と
各論文のキーポイントは
こちら！

Ⅰ．基礎編

- 乳房再建で知っておきたい乳房の解剖
- 乳房再建に必要な乳がん治療アップデート
- 放射線照射と乳房再建
- HBOC 患者の乳がん治療と乳房再建
- 人工物再建後の BIA-ALCL・Breast Implant Illness の現状と対策
- 個々の患者に最適な乳房再建を選択するための shared decision making
- BREAST-Q を用いた乳房再建の治療アウトカム
- 乳房再建の整容性をはじめとした術後アウトカム評価

Ⅱ．実践編

- スムースラウンド型インプラントを用いた乳房再建術の knack and pitfalls
- 乳房インプラントによる乳房再建―乳房インプラントの選択と手技から自家組織との併用まで―
- 乳腺外科医によるオンコプラスティックサージャリー
- Multi-perforator DIEP flap
  ―よくわかる血管解剖と安全な挙上法―
- DIEP flap を用いた美しい乳房再建
- 遊離腹部皮弁と血管柄付き鼠径リンパ節移植
- 知覚神経付き遊離皮弁による乳房再建
- 採取部の術後整容性も重視した遊離皮弁による乳房再建
- 広背筋皮弁と脂肪注入を併用した乳房再建
- 手術支援ロボット da Vinci を用いた乳房切除術と乳房再建術の現状
- 脂肪移植による乳房再建
- 放射線診断における乳癌と脂肪注入後合併症の鑑別
- 乳頭乳輪の再建
- 下着の着用を重視したシリコーンブレストインプラントによる乳房再建

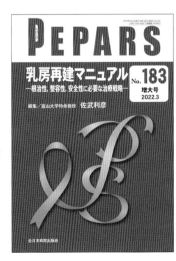

全日本病院出版会　〒113-0033 東京都文京区本郷 3-16-4　Tel：03-5689-5989
http://www.zenniti.com　Fax：03-5689-8030

PEPARS　No.203：36-44，2023

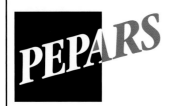

◆特集／知っておくべき穿通枝皮弁 10

上殿動脈穿通枝皮弁（SGAP flap）&
下殿動脈穿通枝皮弁（IGAP flap）

佐武利彦[*1]　武藤真由[*2]　角田祐衣[*3]
葛城遼平[*4]　小野田　聡[*5]

Key Words：上殿動脈穿通枝皮弁（Superior gluteal artery perforator flap；SGAP flap），下殿動脈穿通枝皮弁（Inferior gluteal artery perforator flap；IGAP flap），穿通枝皮弁（perforator flap），乳房再建（breast reconstruction），マイクロサージャリー（microsurgery）

Abstract　　筆者らは GAP flap を用いた乳房再建をこれまでに 170 例経験してきた．DIEP flap，PAP flap のように使いやすい皮弁があっても，殿部の皮弁でなければ再建できない，もしくはその方が適応しやすい症例がある．出産希望のある若年者で，乳房は下垂がなく大きく，痩せていて，自家組織再建を希望する症例が適応となり，このようなケースは最近増えている．殿部の皮下脂肪は厚く，立方状の緻密な脂肪が配列しており，再建材料として適している．しかし皮弁挙上は難しく，血管柄は短く，動脈は細く，静脈は逆に太い．GAP flap 採取後は殿部の整容性は低下し，術後漿液腫の発生率も高い．これらを克服するための手技についても理解しておきたい．

はじめに

上部大殿筋の遊離筋皮弁は，1975 年に Fujino ら[1]が世界で初めて成功させ，これがマイクロサージャリーによる初めての乳房再建となった．1993 年には，殿部の筋皮弁を Allen らが上殿動脈穿通枝皮弁（Superior gluteal artery perforator flap；SGAP flap）[2]，下殿動脈穿通枝皮弁（Inferior gluteal artery perforator flap；IGAP flap）[2]とし

て乳房再建に改変し現在に至っている．GAP flap による乳房再建は 2 回の体位変換を要し，殿筋内にて煩雑な穿通枝の剝離を行い，動静脈ともに口径差の大きい血管吻合を行う．そのため私たちが取り扱う自家組織乳房再建の中では，最も難易度が高い[3]．

現在，深下腹壁動脈穿通枝皮弁（Deep inferior epigastric artery perforator flap；DIEP flap）[4]，広背筋皮弁（Latissimus dorsi musculocutaneous flap；LDMC flap）[5]，大腿深動脈穿通枝皮弁（Profunda artery perforator flap；PAP flap）[6]が，自家組織による乳房再建の主流となっており，これらの術式を単独あるいは組み合わせることで，片側から両側の再建まで問題なく実施できる．

自家組織再建の安全性，効率性が求められる現状では，難易度の高い GAP flap は限られた施設でのみ実施されている[7]．殿部の皮膚，皮下脂肪は厚く，下腹部や大腿部の遊離皮弁と比べてたわみにくい構造を有している[8]．そのため GAP flap

*1 Toshihiko SATAKE，〒930-0194　富山市杉谷 2630　富山大学附属病院形成再建外科・美容外科，教授
*2 Mayu MUTO，Lala ブレスト・リコンストラクション・クリニック横浜，院長
*3 Yui TSUNODA，横浜市立大学附属市民総合医療センター形成外科，助教
*4 Ryohei KATSURAGI，富山大学附属病院形成再建外科・美容外科，特命助教
*5 Satoshi ONODA，同，診療准教授

表 1. GAP flap による乳房再建の手術適応

下腹部遊離皮弁(DIEP flap/SIEA flap)の使用制限から見た手術適応
1) 出産希望がある患者
2) 下腹部の皮下脂肪が薄い患者
3) 複雑な開腹術の既往がある患者
4) 腹部の超音波脂肪吸引の既往がある患者
再建乳房の形態からみた手術適応
5) 乳房の下垂がなくプロジェクションが明瞭な患者
再建乳房の皮膚欠損の状況からみた手術適応
6) NSM, SSM 後で乳房の皮膚欠損が少ない患者
7) Bt 後でも組織拡張術により乳房皮膚の伸展が期待できる患者

は痩せており,下垂がなくプロジェクションが明瞭な乳房を持ち,将来の妊娠出産を希望する女性に適した再建法であり,整容性の高い乳房再建を可能とする.

本稿では,殿部の整容性を維持しつつ合併症を軽減する皮弁採取法,乳房再建での応用について述べる.

手術適応

GAP flap が乳房再建の適応となるのは,まず DIEP flap が適応できない症例である.実際には,① 出産希望がある,② 下腹部の皮下脂肪が薄い,③ 複雑な開腹術の既往がある,④ 腹部での超音波脂肪吸引の既往があり,穿通枝が損傷している症例,などが該当する(表 1).

下腹部の遊離皮弁が使えない場合の別の選択肢として,殿部からの SGAP flap, IGAP flap や,腰部からの腰動脈穿通枝皮弁(Lumbar artery perforator flap;LAP flap)[9] がリストアップされる.これらの皮弁を片側から採取して片側の乳房再建を行う場合,採取部の左右差が許容される範囲内で皮弁を採取して,乳房再建を行う.GAP flap を選択できるのは,殿部が大きく皮下脂肪が厚い症例となる[3].乳房サイズが B〜C カップで,乳房の切除重量が 250〜350 g までなら片側 SGAP flap か,IGAP flap で再建する.一方 D カップより大きく,切除重量が 400 g 以上の片側の乳房再建では,SGAP flap または IGAP flap を両側から採取して再建する.切除重量が 350〜400 g の場合,患者ごとに殿部の皮下脂肪の厚さを参考にし

て,片側 GAP flap か両側 GAP flap か術式を決定する.以前は両側から採取する場合は IGAP flap と決めていたが,現在は SGAP flap を用いることもある[10].

殿部の皮下脂肪は,防御系脂肪筋膜系(protective adipo-fascial system;PAFS)を形成し,立方状の脂肪細胞が緻密に配列している.また殿筋や坐骨部から下殿溝の皮下に向かって,線維性結合織が繋留している[11].これら殿部皮下脂肪の解剖学的構造は,クッション性を有したわみにくく,下腹部や大腿部の皮下脂肪とは全く異なった性質である.

殿部皮膚の色調と性状は,乳房とはかなり異なる.肛門,殿裂,坐骨周囲は褐色で色素沈着が強いが,逆に白く生毛が目立つこともある.下殿溝から大転子部にかけてストレッチマークが目立つ患者も多い.乳癌術式では,乳頭温存乳房切除術(nipple-sparing mastectomy;NSM)や皮膚温存乳房切除術(skin-sparing mastectomy;SSM)など皮膚欠損がわずかな症例がよい適応となる.胸筋温存乳房切除術後(total mastectomy;Bt)など皮膚欠損がある症例では,まずは組織拡張術を考慮すべきである.

GAP flap による乳房再建の適応を整理すると,主に,若年者で体型が細く,乳房は下垂がなくプロジェクションが明瞭で,妊娠出産を希望する女性である[3].このような条件下で,殿部に厚みのある皮下脂肪を有する場合となる.

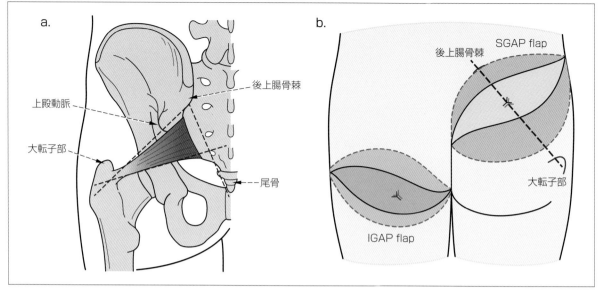

図 1. 殿部の解剖学的指標と GAP flap のデザイン
上殿動静脈からの穿通枝(SGAP)は，後上腸骨棘と大転子部を結ぶ線上で，後上腸骨棘よりおよそ 1/3 の部位にて皮下に分布している．
S-GAP flap の皮島デザインは水平方向からやや外上方に向かう楕円形とする．
一方で，下殿動静脈からの穿通枝(IGAP)は，大殿筋内側から外側まで広く分布するが，内側よりの穿通枝の方が太い．
皮島のデザインは皮弁の一辺を下殿溝に一致させた水平方向の楕円形とする．

血管解剖と術前検査

　SGAP flap の栄養血管である上殿動脈は，内腸骨動脈から派生する最大の枝である．上殿動静脈と上殿神経は骨盤内から後方へと，腰仙骨神経幹と第一仙骨神経の間を通過して，大坐骨孔から骨盤外へ出て梨状筋上縁と中殿筋下縁を通過する．梨状筋と中殿筋間を通過する部位は，後上腸骨棘と大転子部を結ぶ線上かつ，内側 1/3 と中間 1/3 の接合部である(図 1-a)．骨盤を出ると，上殿動脈はすぐに浅枝と深枝に分かれ，大殿筋の上半分を栄養する[3)8)12)]．浅枝は大殿筋の深部から，大殿筋を通って皮膚にいくつかの穿通枝を出す．深枝は中殿筋と小殿筋の間を走行する(図 2)．IGAP flap の栄養血管である下殿動脈は骨盤腔内で内腸骨動脈から起こり，梨状筋の下縁を経て大殿筋の下半分を栄養する．上下殿動脈とも，静脈と神経が伴走している．

　穿通枝および上下殿動脈の走行は，術前 MDCT を撮影して確認する．

　Georgantopoulou ら[13)]は，穿通枝は SGAP flap で平均 7.2 本，IGAP flap で平均 6.7 本認め，優位な穿通枝は SGAP flap では皮弁の内側 1/3 から中央 1/3 に位置しており，IGAP flap では中間 1/3 から外側 1/3 に位置することが多いと報告している．

　術前には他に，乳房と殿部の超音波検査を行う．皮下脂肪，乳腺組織の厚さを計測し，MDCT で描出された穿通枝の走行についても確認する．

皮弁採取のデザイン

　殿部が大きく，皮下脂肪が厚ければ，大きな皮弁を採取することができる[14)]．しかし GAP flap で再建する患者は，痩せ体型の場合が多い．大きな皮弁を採取すると，術後に殿部の変形や，疼痛の原因となることがある．採取部に合併症を残さないためにも採り過ぎに注意しなければいけない．無理せずに，まずは GAP flap で健側よりも小ぶりに乳房を再建しておき，二期的に脂肪注入で修正することも検討すべきである[15)]．その可能性に

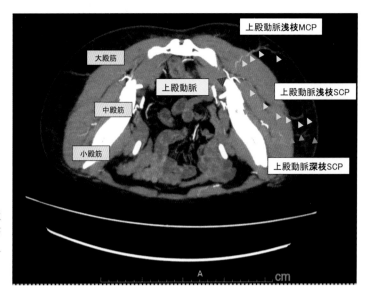

図 2.
術前 MDCT（上殿動脈の走行）
大坐骨孔から出た上殿動脈（赤色三角）は，浅枝と深枝に二分岐する．浅枝であるMCP（筋体内穿通枝），SCP（筋間中隔穿通枝）を黄色三角で示す．深枝である中殿筋と小殿筋のSCP（筋間中隔穿通枝）は緑色三角で示す．

ついても術前には患者に説明しておくことが重要である．

　SGAP flap のデザインは立位で行う（図 1-b）．採取部の創閉鎖時に，下殿溝が上方に偏位しないように，皮島の縦幅はできるだけ短くした方がよい．以前は最大で 7 cm としていたが，現在では 4〜5 cm まで短くしている．皮島は内側縁を殿裂上縁とし，緩やかに外上方に向かう紡錘形とする．皮島の長さは 20〜25 cm である．皮島に連続する脂肪弁は上方で 2〜3 cm 幅，下方では 4〜5 cm 幅にする．一方，IGAP flap のデザインは皮島下縁を下殿溝に一致させた Lazy-S 字状とする[16]（図 1-b）．皮島の内側縁は肛門外側の殿裂近くで，外側縁は殿部の側正中線とする．皮島の大きさは縦幅を 4 cm，長さは 20〜28 cm としている．皮島に連続する脂肪弁は上方が 3〜4 cm 幅，下方は 2〜3 cm 幅で採取する．

　皮弁のデザイン後に，腹臥位で超音波ドプラ血流計を用いて，上下殿動脈穿通枝の位置をマーキングする．

移植床の準備

　GAP flap による乳房再建は2回の体位変換を要する．一次一期再建にて外側切開で NSM を行う場合，腹臥位とする前に移植床血管として，外側胸動静脈，胸腹壁静脈，胸背動静脈前鋸筋枝を準備しておく．SSM，Bt の場合は，前胸部の皮膚切開を内側方向に延長して，内胸動静脈，もしくは第 2 肋間内胸動静脈穿通枝を展開し，移植床血管の性状や外径を確認する．GAP flap の阻血時間を短くし，再び仰臥位に戻した後に，直ぐに血行再建ができるようにするためである．エキスパンダー抜去例の場合，最初は皮下ポケットの剥離を浅めにしておき，皮弁を設置した後で，乳房下溝線のコントラストを確認しながら剥離する．腹臥位の間は，胸部の手術操作から一旦は離れるため，止血を確実に行うことが重要である．

皮弁挙上から採取部の創閉鎖まで

　皮弁挙上は腹臥位とする．術前のデザイン通りでよいか，切除標本を皮弁の採取予定部の上に置いて，過不足がないか再デザインする．デザインに従い殿部皮膚を10番メスで切開し，そのまま皮下脂肪を 3〜4 mm 真皮裏面に残しながら，2 cmほど外側に剥離する．それより遠方は電気メスで脂肪弁を薄くしながら，予定の範囲の皮下剥離を行う．殿部外側となる腸脛靱帯上の深層皮下脂肪は，皮弁に含めずに下床に温存する（図 3-d）．殿部の整容性を損なわないためであるが，極めて重要である．大殿筋深筋膜に到達したら，深筋膜を15番メスにて切開し，大殿筋の筋線維に沿って並行にメスにて深筋膜下の剥離を進める（図 4-c）．小さな穿通枝は凝固して切離する．SGAP flap の場合，大殿筋内に通常では 3〜4 本程度，太い穿通

枝が確認できる．静脈が太く，動脈の拍動が視認できる穿通枝である．皮島の内側1/3〜中間1/3の穿通枝を選択できるケースが多い．一方で外側1/3にも候補となる穿通枝を認めることがあり，そちらはバックアップ用として温存しておく．内側1/3〜中間1/3の穿通枝を血管柄として深部に追っていく．手技で重要なことは，殿筋を筋線維に沿って広く剝離，展開すること，血管柄に緊張をかけないことである．殿筋内では筋体へ多くの栄養枝を派生している．バイポーラでの焼灼や6-0ナイロン糸による結紮切離で，1つ1つ丁寧に処理していく．大殿筋を超えて，仙骨筋膜を切開すると，脂肪層に到達する．このレイヤーでは穿通枝が合流して，動脈の外径がようやく血管吻合が可能な太さになる．血管柄の長さとしては7cm，動脈の外径が1mmになるまでを剝離の目標としている．ただし術野はかなり狭く，上殿静脈が5mmと太く，多くの血管が合流しており，どちらが静脈の中枢側か剝離方向がわからなくなることも多いため慎重を要する[17]．このような場合はクランプテストで静脈の怒張が強くなる方向に剝離を進める．IGAP flapでは皮島の中間1/3に穿通枝を認めることが多く（図4-c），通常は3〜4本ほど存在する．皮弁採取時に坐骨直上の脂肪を温存することが重要である．

皮弁採取後の創閉鎖は，まず血管柄の剝離時に展開した殿筋の創面を3-0ブレイド吸収糸で縫合する．15 Fr.の持続陰圧シリコンドレーンを皮下に挿入し，2-0ブレイド吸収糸で皮下縫合，4-0モノフィラメント吸収糸で真皮縫合を行う．殿部皮弁の採取部の合併症として多いのが漿液腫であるが[18]，皮下と大殿筋の表面を3-0ブレイド吸収糸で，10か所ほどキルティング縫合することで，術後漿液腫が予防できる．ドレーンに絡まないように，皮下と大殿筋を縫合することが重要である．

血管吻合と乳房マウンドの作成

再び仰臥位とする．SGAP flapは，採取時の向きとは上下逆にして皮弁を胸壁に仮固定する（図3-e）．皮島のある部位が最も厚くこの部位を乳頭

乳輪に，脂肪弁の長い下縁側を鎖骨下からデコルテ部に一致させる．一方，IGAP flapは採取時と同じ向きのまま胸壁に仮固定する（図4-e）．皮弁の血管柄と胸部の移植床血管を顕微鏡下に吻合する．GAP flapの血管柄は短く，動脈の外径が細く，静脈が太いことが問題点である．血管吻合時に注意すべきは静脈であり，なるべく口径差の少ない血行再建を心がける．内胸静脈を移植床に選択する場合，第2，第3肋間内胸静脈本幹や（図3-e），第2肋間内胸静脈穿通枝を考慮する．一方，側胸部を移植床血管とする場合，口径が同じであれば，まずは外側胸静脈，胸腹壁静脈を選択する．太さが必要であれば，胸背静脈の前鋸筋枝を迷わず選択する．側胸部での血行再建を行う場合，胸壁外に皮弁を置き（図4-d），血管柄の緊張がなく視野のよい状況下で，吻合を行う．血行再建後に，健側の乳房形態，大きさを参考にして，乳房マウンドの作成を行う．デコルテ部，乳房の谷間，乳房下溝線の形状，トップ部分のボリュームをできるだけ揃える．

GAP flapの上縁，内側縁を大胸筋と3-0ブレイド吸収糸で縫合する．

臨床応用例

症例1：SGAP flapを用いた二次二期乳房再建（図3）

前医にて右乳癌の診断でBt＋SNB施行され再建目的で紹介となった．BMI 20.2で痩せ体型であり妊娠・出産希望があるため，SGAP flapによる乳房再建を計画し，最初に組織拡張術を行い，十分に乳房皮膚を伸展させた（図3-a）．皮弁の内側1/3と中間1/3に太い穿通枝を認めた（図3-c）．内側の穿通枝を血管柄に選択して皮弁を挙上した．SGAP flapの血管柄は，右内胸動静脈とそれぞれ端々で血管吻合した．皮弁移植量は318 gであった．SGAP flapは採取時の向きとは上下逆にして設置して乳房マウンドを作成した（図3-e）．再建後1年で右乳頭乳輪再建術（右乳房からの乳頭半切移植と乳輪植皮術），左乳房固定術を行った（図3-f）．

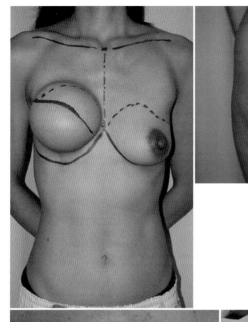
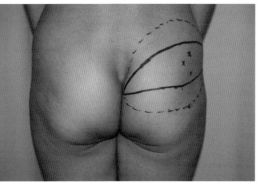
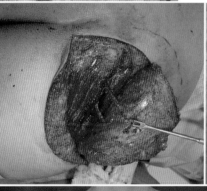
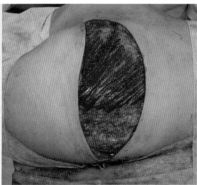
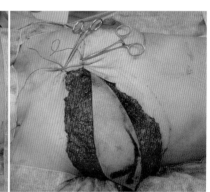
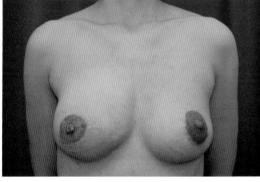
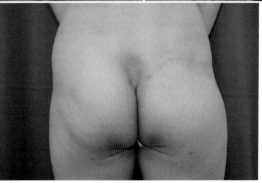

a	b
c	d	e
f	g

図 3. 症例 1

a：組織拡張術後. 生理食塩水 500 mL を注入して乳房皮膚を十分に拡張させた.

b：SGAP flap のデザイン. 皮島のサイズ：5×25 cm. 脂肪弁も含めた皮弁全体のサイズ：12×25 cm

c：2 本の上殿動脈穿通枝を, 同一筋間で剝離した.

d：皮弁採取後. 大殿筋外側となる腸脛靭帯上の脂肪組織は, 温存している.

e：採取した皮弁の血行再建を行った. 皮弁は上下逆向きに設置している.

f：再建乳房(術後 1 年). 右：乳頭乳輪再建術, 左：乳房固定術を行った.

g：皮弁採取部(術後 1 年). 右下殿溝が頭側に少し偏位している. 採取部も若干, 陥凹している.

症例 2：IGAP flap を用いた一次一期乳房再建（図 4）

左乳癌の診断で前医にて Bt＋SNB が施行された．しかし断端陽性のため NSM と自家組織による一期再建のため紹介となった（図 4-a）．挙児希望があるため，殿部からの一次再建となった．殿部下方には皮下脂肪が多く，下殿溝に沿った傷痕を希望されたため，片側 IGAP flap による乳房再建を行った（図 4-b）．乳房切除検体は 119 g であり，前回の部分切除重量も加味して，左殿部から IGAP flap を採取した（図 4-c）．血行再建では，皮弁の血管柄と胸背動静脈の前鋸筋枝を端々で吻合した（図 4-d）．側胸部が厚くならないように皮弁をトリミング，脱上皮して，乳房マウンドを形成した（図 4-e）．皮弁移植量は 206 g であった．

おわりに

私たちがはじめて殿部の遊離皮弁による乳房再建を行ったのが 2005 年である．最初の 10 例は GAP flap は手技が難しいと感じ，症例数はあまり伸びなかった．血管柄の剝離操作，血管吻合，乳房マウンドの作成の全てのプロセスにおいて，同じ穿通枝皮弁である DIEP flap とは，かなり勝手が違っていた．血管柄である上下殿静脈が太く移植床血管の口径差に悩み，術後鬱血のために再手術となることも続けて経験した．また肥満患者では GAP flap が分厚く皮弁のしなやかさに欠けるためアクロバティックな血管吻合が必要となり，大変な経験をした．GAP flap はこのように大変扱いにくい皮弁である．しかし，この皮弁が乳房の欠損部に上手くマッチした時には，非常に美しい乳房が再建できる．課題となっていた術後の殿部の変形についても，皮弁採取のデザイン，採取法の改良を積み重ねて解決されつつある．採取部で必発となっていた漿液腫もキルティング縫合で回避できるようになった．

乳房再建の別の選択肢である LAP flap は採取できる血管柄が短く，血行再建のために血管移植（間置）が不可避である[19]．一方，GAP flap は血管移植が不要である．皮膚や皮下脂肪の性状が似ている皮弁同士でありながら，この点で GAP flap に大きなアドバンテージがある．これが，私たちがこの皮弁を長く使い続けている理由である．

参考文献

1) Fujino, T., et al.：Reconstruction for aplasia of the breast and pectoral region by microvascular transfer of a free flap from the buttock. Plast Reconstr Surg. **56**：178-181, 1975.
   Summary　世界初の遊離皮弁による乳房再建．日本からの報告．
2) Granzow, J. W., et al.：Breast reconstruction with gluteal artery perforator flaps. J Plast Reconstr Aesthet Surg. **59**：614-621, 2006.
   Summary　SGAP flap と IGAP flap による乳房再建のケースシリーズ．挙上に関して詳しくイラストで示している．
3) 黒田真由ほか：【乳房再建術 update】臀部の遊離穿通枝皮弁（GAP flap）による乳房再建術．乳房再建 update．PEPARS. **84**：81-91，2013.
   Summary　GAP flap による乳房再建の適応について詳しく解説．
4) Blondeel, P. N., Boeckx, W. D.：Refinements in free flap breast reconstruction：the free bilateral deep inferior epigastric perforator flap anastomosed to the internal mammary artery. Br J Plast Surg. **47**(7)：495-501, 1994.
   Summary　DIEP flap による乳房再建．初期の報告．
5) Bostwick, J., Scheflan, M.：The latissimus dorsi musclocutaneous flap：a one-stage breast reconstruction. Clin Plast Surg. **7**(1)：71-78, 1980.
   Summary　広背筋皮弁による乳房再建について．初期の報告．
6) Allen, R. J., et al.：Breast reconstruction with the profunda artery perforator flap. Plast Reconstr Surg. **129**(1)：16e-23e, 2012.
   Summary　PAP flap による乳房再建についての初めての報告．
7) Martineau, J., et al.：Safety and efficacy of the superior gluteal artery perforator（SGAP）flap in autologous breast reconstruction：systematic review and meta-analysis. Cancers. **14**：4420, 2022.
   Summary　SGAP flap による乳房再建のシステ

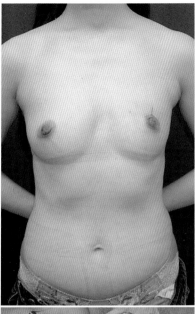
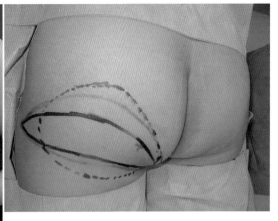
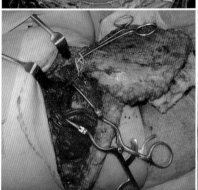
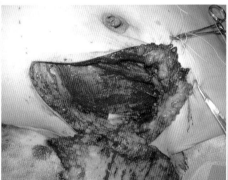
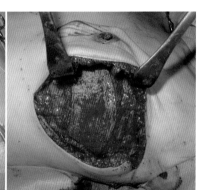

a	b	
c	d	e
f	g	

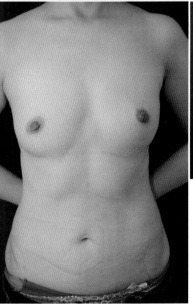
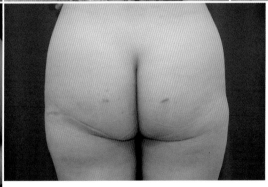

図 4.
症例 2

a：左乳房部分切除術後に断端陽性となり，NSM と一次再建を予定

b：IGAP flap のデザイン．皮島のサイズ：5×28 cm．脂肪弁も含めた皮
　　弁全体のサイズ：12×28 cm

c：左坐骨外側部にて穿通枝を同定し剥離した．

d：左胸背動静脈前鋸筋枝と皮弁の血管柄を端々吻合した．

e：皮弁の外側部分を十分にトリミングし，皮島を脱上皮して乳房マウン
　　ドを作成した．

f：再建乳房(術後 1 年)．再建乳房はやや外側が大きく，乳頭乳輪が上方
　　偏位している．

g：皮弁採取部(術後1年)．若干の陥凹を認める．日常生活では問題ない．

8) 佐武利彦ほか：S-GAP flap（上殿動脈穿通枝皮弁）・I-GAP flap（下殿動脈穿通枝皮弁）Ⅲ．遊離皮弁　使える皮弁術（下巻）．百束比古ほか編．57-66，全日本病院出版会，2010．
Summary　殿部皮弁による乳房再建の歴史について詳しく記載．

9) de Weerd, L., et al.：Autologous breast reconstruction with a free lumbar artery perforator flap. Br J Plast Surg. **56**(2)：180-183, 2003.
Summary　LAP flap による乳房再建の症例報告．

10) 佐武利彦ほか：皮弁の実際　—安全な挙上法および臨床応用—(5)上・下殿動脈穿通枝皮弁．穿通枝皮弁を上手く使うには．形成外科．**58**(6)：649-659，2015．
Summary　GAP flap の皮弁挙上法について詳しく記載．

11) Nakajima, H., et al.：Anatomical study of subcutaneous adipofascial tissue：a concept of the protective adipofascial system(PAFS)and lubricant adipofascial system(LAFS). Scan J Plast Reconstr Surg Hand Durg. **38**(5)：261-266, 2004.
Summary　PAFS, LAFS の概念について解説．

12) Tuinder, S., et al.：Septocutaneous Gluteal Artery Perforator Flap in Breast Reconstruction. In：Mayer, H., eds. Breast Reconstruction. Springer, Cham, 2020. https://doi.org/10.1007/978-3-030-34603-4_23.
Summary　GAP flap の血管解剖について詳しく記載．

13) Georgantopoulou, A., et al.：The microvascular anatomy of superior and inferior gluteal artery perforator(SGAP and IGAP)flaps：a fresh cadaveric study and clinical implications. Aesth Plast Surg. **38**：1156-1163, 2014.
Summary　GAP flap の血管解剖について詳しく記載．

14) Zoccali, G., et al.：Breast reconstruction with the superior gluteal artery perforator fee flap：8 years of experience. J Plast Reconstr Aesthet Surg. **72**：1623-1631, 2019.
Summary　SGAP flap による乳房再建 119 例について，英国からの報告．

15) Satake, T.：Inferior Gluteal Artery Perforator Flap in Breast Reconstruction. In：Mayer, H.(eds)Breast Reconstruction. Springer, Cham. 2020. https://doi.org/10.1007/978-3-030-34603-4_24.
Summary　IGAP flap による乳房再建，術前画像診断について詳しく記載．

16) Satake, T., et al.：Unilateral breast reconstruction using bilateral inferior gluteal artery perforator flaps. Plast Reconstr Surg Glob Open. **3**(3)：e314, 2015.
Summary　IGAP flap を 2 つ用いた片側乳房再建について報告．

17) Selçuk, I., et al.：Anatomic structure of the internal iliac artery and its educative dissection for peripartum and pelvic hemorrhage. Turk J Obstet Gynecol. **15**：126-129, 2018.
Summary　内腸骨動静脈の血管解剖について報告．

18) Merchant, A., et al.：Comparing seroma formation at the deep inferior epigastric perforator, transverse musculocutaneous gracilis, and superior gluteal artery perforator flap donor sites after microsurgical breast reconstruction. Arch Plast Surg. **49**：494-500, 2022.
Summary　DIEP flap, TUG flap, SGAP flap の皮弁採取部の漿液腫について報告．

19) Stillaert, F. B. J. L., et al.：The lumbar artery perforator flap in breast reconstruction. Plast Reconstr Surg. **151**：41-44, 2023.
Summary　LAP flap を用いた乳房再建について動画で解説．

マティック・レビュー，メタアナリシス．

PEPARS No.203：45-53, 2023

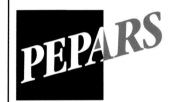

◆特集／知っておくべき穿通枝皮弁10

外側上腕皮弁（Lateral upper arm flap）

菊地　憲明*

Key Words：外側上腕皮弁（Lateral upperarm flap），後橈側側副動脈（posterior radial collateral artery；PRCA），逆行性有茎皮弁（reverse pedicle flap），プロペラ皮弁（propeller flap），肘再建（elbow reconstruction）

Abstract　　Lateral upper arm flap（外側上腕皮弁）は上腕動脈から上腕骨の近位後方を外側に分枝する上腕深動脈の分枝の後橈側側副動脈をもとに，前腕，手部の組織再建に同側上肢から遊離皮弁の採取が可能な，手外科領域で画期的な皮弁である．また，肘周囲の血管は関節の遠位から近位に灌流する複雑な血管網を形成している．その血管網を用いて肘周囲の再建に外側上腕皮弁を用いるために，逆行性有茎皮弁が開発された．この皮弁の発展には日本人が大きく貢献している．逆行性有茎皮弁は上腕骨外顆の前方と後方の血管網によって分けられ，前方の前橈側反回動脈系の血管網に基づく皮弁が Maruyama らによって開発され，その有用性が報告された．その後，Hyakusoku らによってプロペラ穿通枝皮弁が肘関節部で最初に報告され，その後，有茎皮弁よりも挙上が容易で皮弁の血行障害も少ない皮弁として利用されるようになった．このように同一血管をもとにした皮弁発展の歴史に裏打ちされた外側上腕皮弁は有用な皮弁である．

解　剖

　上腕動脈近位から上腕骨の後方で外側に分岐する上腕深動脈は後橈側側副動脈（posterior radial collateral artery；PRCA）となって，上腕外側の上腕筋と上腕三頭筋外側頭の筋間中隔上を下行する（図1）．上腕骨外顆の近位1 cmから15 cmの範囲で複数の筋枝と，中隔皮膚穿通枝を平均4.5本ほど分岐する[1]．この中で10 cm付近にある皮膚穿通枝が最も太い[2]．PRCA は下外側上腕皮神経と後前腕皮神経と伴走している．PRCA は皮膚穿通枝を出したのち，上腕骨外顆の前方と後方でそれぞれ前橈側反回動脈，反回骨間動脈と交通している．

歴史的変遷

　外側上腕皮弁の歴史は遊離皮弁から始まり，現在は有茎の穿通枝皮弁として多用されている．穿通枝皮弁に至る歴史的過程は，皮弁の開発の歴史に裏打ちされた変遷がわかる皮弁である．そのため，皮弁開発の歴史的背景に基づいて，外側上腕皮弁について説明をする．

　Song らが1982年に upper arm flap として上腕からの遊離皮弁の有用性を報告した[3]．1989年に Katsaros らが，PRCA を遠位から近位に筋膜・中隔皮弁として皮弁を挙上する遊離外側上腕皮弁について詳細に報告し広く利用されるようになった[4]（図2）．

　手部，手背部，前腕の組織欠損創に対して，同側上腕から遊離皮弁を採取するという点で画期的な皮弁であった．その後，PRCA の遠位部での前腕からの橈側反回動脈との連合血管網が着目され，上腕外側で PRCA を近位から遠位に挙上し

* Noriaki KIKUCHI，〒992-0601　山形県東置賜郡川西町西大塚2000　公立置賜総合病院外科系三，診療部長／形成外科，科長

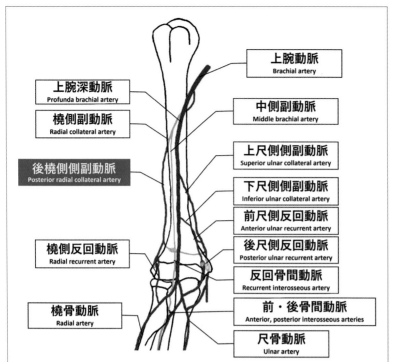

図 1.
上腕の動脈血管網

上腕動脈
Brachial artery

上腕深動脈
Profunda brachial artery

橈側副動脈
Radial collateral artery

後橈側側副動脈
Posterior radial collateral artery

橈側反回動脈
Radial recurrent artery

橈骨動脈
Radial artery

中側副動脈
Middle brachial artery

上尺側側副動脈
Superior ulnar collateral artery

下尺側側副動脈
Inferior ulnar collateral artery

前尺側反回動脈
Anterior ulnar recurrent artery

後尺側反回動脈
Posterior ulnar recurrent artery

反回骨間動脈
Recurrent interosseous artery

前・後骨間動脈
Anterior, posterior interosseous arteries

尺骨動脈
Ulnar artery

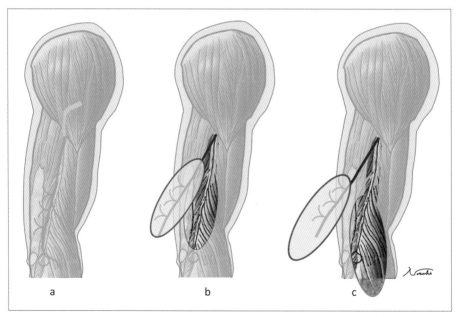

図 2. Lateral arm flap
a，b：一般的皮弁挙上　　c：外顆を遠位に越えた拡張皮弁

（図 3-a，b），橈側反回動脈を茎とする逆行性有茎皮弁として，肘周囲，前腕部の再建に用いられるようになった（図 3-d）．Maruyama らが 1986 年に，上腕骨外顆前方の前橈側反回動脈系血管網を用いた皮弁を報告し[5]，Culbertson らが 1987 年

に，上腕骨外顆後方の PRCA と尺骨動脈からの反回骨間動脈を用いる方法を報告した[6]．その後は肘関節を跨ぐ再建や，肘から前腕に及ぶ再建では，肘関節の回転軸の内側に茎が位置する前橈側反回動脈系による Maruyama らの逆行性皮弁の

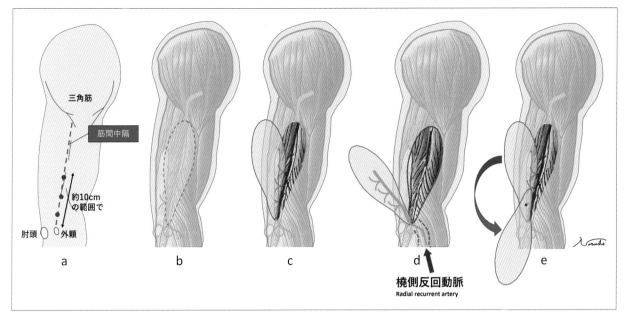

図 3. Lateral arm perforator flap
a，b：術前皮弁準備　　c：皮弁挙上　　d：逆行性皮弁　　e：プロペラ皮弁

方が有用とされた[7]．Hyakusoku らが perforator pedicled propeller flap の報告を行い，その後，上腕深動脈を穿通枝として用いたプロペラ皮弁による再建の報告を行った[8)9]（図 3-e）．現在では，上腕骨外顆付近の PRCA の穿通枝を回転軸としたプロペラ皮弁の方が，その挙上と移動の容易さから広く用いられている．

術前準備

ドップラー血流計を用いて，三角筋の上腕骨近位外側の停止部と上腕骨外顆部を結ぶ線上（上腕骨筋間中隔に一致）で，上腕骨外顆から近位 10 cm ほどの範囲に平均 4.5 本の PRCA からの中隔穿通枝があり，穿通枝を聴取してマークする（図 3-a）．

挙上方法

仰臥位として，肘を屈曲させて，まず三頭筋の上腕骨近位外側の停止部と上腕骨外顆をマークする．それらを結んだ直線が筋間中隔に一致する．この直線の外顆から近位 10 cm ほどの範囲に超音波装置にて穿通枝を同定できる．必要な皮島を中隔線上に対称的にマークする．大きい皮島でない場合は，中隔線を基準にして用手的に上腕皮膚を

つまみ上げて，一期的に縫縮可能な皮島の大きさ（6 cm 以下）とする．血管茎の長さは皮島のマーキングの位置によって影響される．通常は 6〜10 cm の長さの血管茎が利用できる．

遊離皮弁や PRCA の逆行性皮弁の挙上では筋膜下の剝離操作となるため，皮弁の遠位側の挙上では減菌駆血帯を利用した方が展開が容易である．プロペラ皮弁の挙上では駆血帯を用いずに皮弁の挙上が可能である．

前方の上腕筋および後方の三頭筋の固有筋膜下に筋間中隔に向かって皮弁を挙上する．PRCA を同定したら，中隔内の PRCA やその穿通枝を含めるようにして，外顆側から筋間中隔を上腕骨から切離していく．中隔の遠位前縁部の腕橈骨筋と橈側手根伸筋の上腕骨起始部付近では，橈骨神経が上腕骨外側から前方に回旋して走行しているため，展開操作の際に注意を要する．筋間中隔の後方に下外側上腕皮神経，前方に後前腕皮神経が術野に走行している．特に前方の後前腕皮神経は PRCA の近傍を走行しており，皮弁挙上の際に犠牲にすることになる．

逆行性皮弁の場合，外顆の近位から外顆前方の剝離の際には周囲皮下組織を十分つけて血管茎を

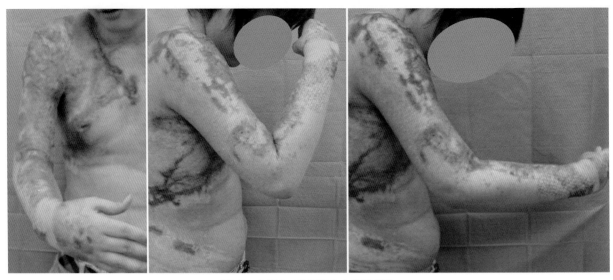

図 4. 症例 1：受傷後 9 か月時術前
右腋窩，肘，手関節の拘縮を認めた．右肘自動可動域，伸展／屈曲 = −60°/120°

（文献 12 から改変引用）

温存するようにする．また，特に肘関節後方の再建を行う場合，術後の可動域を保持し，皮弁にかかる肘関節の伸展・屈曲ストレスを減じるために，皮弁のデザインを肘関節を屈曲させた状態で行い，術後 1 週間，肘関節を伸展位に固定することが安全な皮弁作成に重要であるとされる[6]．プロペラ皮弁ではマークした穿通枝周囲まで筋間中隔を含める操作は必要なく，皮神経も温存できる．また，プロペラ皮弁では薄層の皮弁として挙上できる．

橈側反回動脈の交通は 100％とされるが，逆行性皮弁の血行の安定のためにはあえて反回動脈を確認するような挙上は避ける．皮弁の移動を容易にするために可能な限り上腕骨外顆周囲まで血管柄に周囲組織を付けるようにして挙上することが重要である．また上腕骨外顆部の骨膜下に剥離し，橈側手根伸筋腱の上腕骨起始部まで剥離することで，肘頭から肘窩にかけての肘関節を中心として，一部，前腕近位部の前方・外側・後方まで安全な移動が確保できる[10]．

合併症

遊離皮弁として用いた場合，後前腕皮神経の温存のための剥離操作を原因とした術後の上腕から前腕にかけての痺れが，59％の患者で診られたとの報告がある[11]．

理論的には上腕のほぼ全周に近い，大きな皮弁の採取が可能とされるが，一期的に縫縮可能な皮弁の幅は 6 cm 以内であり，それ以上の皮弁を採取した場合植皮による処置が必要である．一方，筋膜・中隔皮弁として挙上するため比較的皮下脂肪の厚い皮弁として挙上することとなり，皮弁移植後の 83％で余剰容量が見られ，15％が減量などの再手術率が行われ，また，植皮を行った場合に同部の知覚過敏症状の遺残が問題であったという報告がある[11]．

症 例

症例 1：右肘部電撃傷後の拘縮

電撃傷による肘の屈曲拘縮と肘頭部の皮膚損傷の被覆再建を行った[12]（図 4，5）．逆行性外側上腕皮弁で肘窩部を再建した．術中から皮弁のうっ血が見られたが問題なく生着した（図 6）．

症例 2：左肘部電撃傷の瘢痕拘縮

PRCA の穿通枝によるプロペラ皮弁で肘頭周囲の再建を行った[12]（図 7，8）．プロペラ皮弁での再建は，逆行性皮弁よりも皮弁の挙上が容易で，皮弁の血流トラブルも見られなかった（図 9）．また

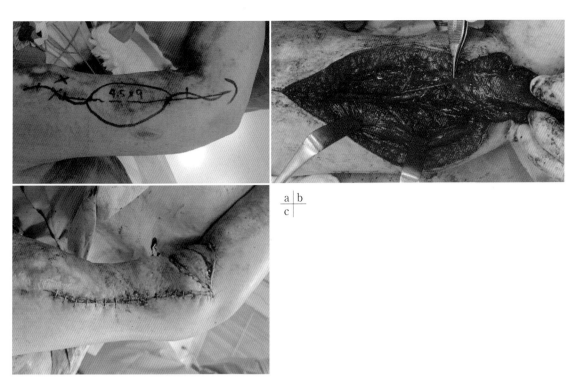

図 5. 症例 1：逆行性外側上腕皮弁による再建
a：皮弁のデザイン　　　b：血管茎　　　c：術直後
（文献 12 から改変引用）

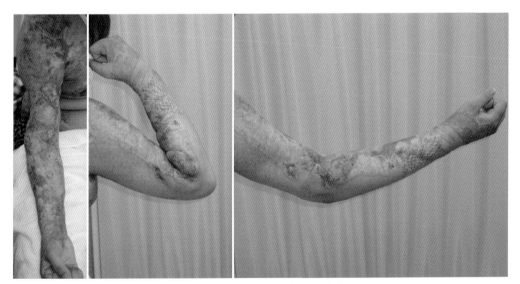

図 6. 症例 1：術後 1 年 2 か月時
右肘自動可動域，伸展／屈曲＝－45°／150°

（文献 12 から改変引用）

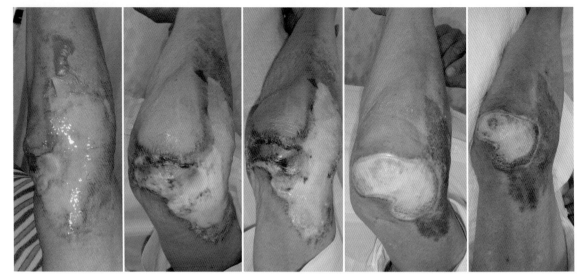

図 7. 症例 2：左肘の創傷の経過

（文献 12 から改変引用）

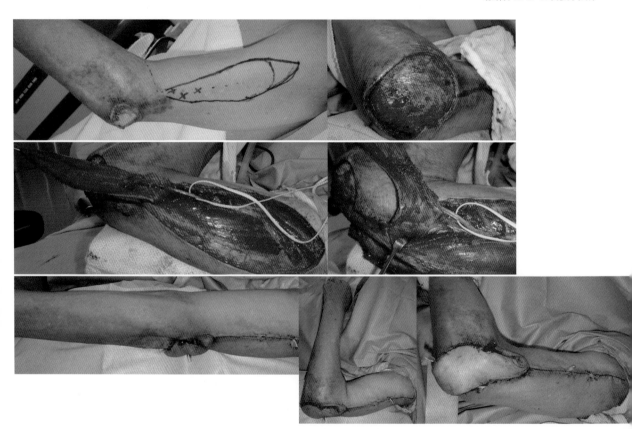

図 8. 症例 2：後橈側側副動脈プロペラ穿通枝皮弁による再建
　　a：穿通枝のマークと肘頭部のデブリードメン
　　b：後前腕皮神経の温存と穿通血管
　　c：皮弁移行後の可動域と皮弁血行の確認

$\frac{a}{\frac{b}{c}}$

（文献 12 から改変引用）

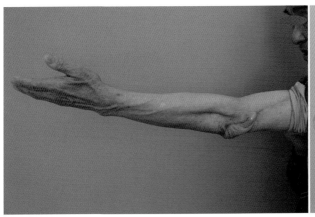
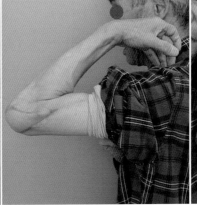
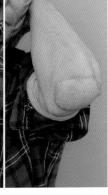

図 9. 症例 2：受傷後 6 か月
左肘部周囲に若干の痺れの訴えはあるが可動域制限なく現職に復帰した.

（文献 12 から改変引用）

後前腕皮神経の温存も容易に行うことができた（図 8-b）.

両症例とも一期的に創閉鎖可能な大きさの皮島とし，術後上腕の皮弁挙上部の愁訴はなかった. ともに駆血帯を用いずに手術を行ったが，症例 1 の逆行性皮弁では血管茎周囲に軟組織を付けるように挙上したため，出血が多かった.

応　用

外側上腕皮神経や後前腕皮神経の神経を皮弁に含めて血管付き神経再建が可能であるが，上腕遠位から前腕近位の肘周囲の知覚脱失という代償を伴う.

骨弁付き皮弁として約 1.5 cm 幅，長さ 10 cm（採取後の上腕骨の構造硬性を維持するため）の上腕骨の採取が可能で，中手骨や中足骨の再建に有用である[13].

皮弁に外顆部から前腕近位外側まで深筋膜を付けることで 12 cm 長の皮弁の拡大が可能である. これは外顆部周囲での橈側反回動，反回骨間動脈など肘周囲の血管連合網によるもので，深筋膜を付けることで外顆周囲から前腕近位外側部でランダムパターンとして皮弁の挙上が可能である[14]（図 2-c，10，11）.

まとめ

外側上腕皮弁は，遊離皮弁，逆行性有茎皮弁，プロペラ皮弁など上腕外側の同一領域で多様な皮弁作成が可能である. 肘関節周囲の組織欠損の再建では念頭に置くべき再建手段であり，本皮弁の解剖特性を理解しておくことは形成外科医，整形外科医，手外科医にとって大切である.

参考文献

1) Summers, A. N., et al.：Lateral arm fascial flap：microarterial anatomy and potential clinical applications. J Reconstr Microsurg. **16**：279-286, 2000.
　Summary　Lateral arm flap の詳しい血管の解剖学的報告.
2) Yousif, N. J., et al.：The lateral arm fascial free flap：its anatomy and use in reconstruction. Plast Reconstr Surg. **86**：1138-1145, 1990.
　Summary　新鮮屍体標本による血管解剖とそれに基づいた臨床報告.
3) Song, R., et al.：The upper arm free flap. Clin Plast Surg. **9**：27-35, 1982.
　Summary　保存屍体標本を用いた基礎研究と上腕の内外側からの遊離皮弁の臨床報告を行った.
4) Katsaros, J., et al.；The lateral upper arm flap：anatomy and clinical applications. Ann Plast Surg. **12**：489-500, 1984.
　Summary　PRCA を遠位から近位に筋膜・中隔

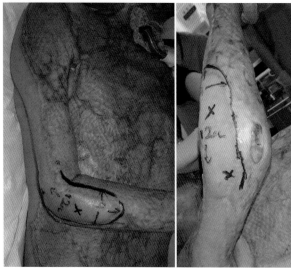

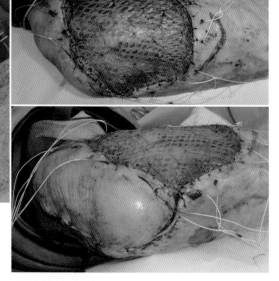

図 10.
症例3：全身熱傷
右肘頭部の潰瘍に対して拡張型Lateral arm flapで被覆した．

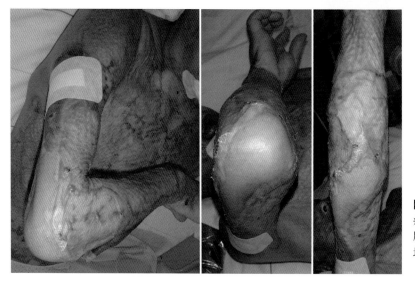

図 11.
症例2：受傷後3か月
肘屈曲位で皮弁で被覆し，可動
域制限なく経過した．

皮弁として皮弁を挙上するlateral upper arm flap
について詳細に報告．

5）Maruyama, Y., Takeuchi, S.；The radial recur-
rent fasciocutaneous flap：reverse upper arm
flap. Br J Plast Surg. **39**：458–461, 1986.
　　Summary　上腕骨外顆前方の前橈側反回動脈系
血管網を用いた皮弁を報告．

6）Culbertson, J. H., Mutimer, K.：The reverse lat-
eral upper arm flap for elbow coverage. Ann
Plast Surg. **18**：62–68, 1987.
　　Summary　上腕骨外顆後方のPRCAと尺骨動脈
からの反回骨間動脈を用いる方法を報告．

7）Coessens, B., et al.：Clinical experience with the
reverse lateral arm flap in soft-tissue coverage
of the elbow. Plast Reconstr Surg. **92**：1133–
1136, 1993.
　　Summary　Maruyamaらの上腕骨外顆前方の前
橈側反回動脈系血管網を用いた逆行性皮弁の有
用性を報告．

8）Hyakusoku, H., et al：The propeller flap method.
Br J Plast Surg. **44**：53–54, 1991.
　　Summary　Propeller flapの最初の報告．

9）Hyakusoku, H., et al.：The perforator pedicled
propeller（PPP）flap method：report of two cases.

J Nippon Med Sch. **74** : 367-371, 2007.
Summary 上腕深動脈を穿通枝として用いたプロペラ皮弁による再建の報告.

10) Tung T. C., et al. : Reverse pedicled lateral arm flap for reconstruction of posterior soft-tissue defects of the elbow. Ann Plast Surg. **38** : 635-641, 1997.
Summary 肘周囲再建のための Lateral arm flap のトラブルを防ぐ皮弁デザイン法, 上腕骨外顆周囲の血管茎の剥離操作について報告.

11) Graham, B., et al. : Complications and morbidity of the donor and recipient sites in 123 lateral arm flaps. J Hand Surg Br. **17** : 189-192, 1992
Summary Lateral arm flap 123 例の術後の合併症について報告.

12) 菊地憲明, 矢野亜希子 : 肘関節周囲の電撃傷に対する逆行性外側上腕皮弁と穿通枝プロペラ皮弁による治療経験. 熱傷. **47** : 60-66, 2021.

13) Teoh L. C., et al. : Osteocutaneous lateral arm flap in hand reconstruction. Ann Acad Med Singap. **24** : 15-20, 1995.
Summary 血管付き上腕骨を Lateral arm flap とともに用いた 14 例の再建を報告.

14) Brandt, K. E., Khouri, R. K. : The lateral arm/proximal forearm flap. Plast Reconstr Surg. **92** : 1137-1143, 1993.
Summary 肘周囲の血管網による前腕近位まで拡大した Lateral arm flap の可能性を報告.

形成外科領域雑誌　ペパーズ

PEPARS

No.159

2020年増大号

外科系医師必読！
形成外科基本手技30
―外科系医師と専門医を目指す形成外科医師のために―

編集／大阪医科大学教授　上田晃一

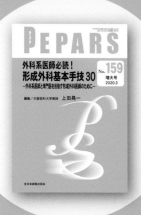

PEPARSのあの大ヒット特集が帰ってきました！
内容が**3倍**になって大幅ボリュームUP！
形成外科手技の**A to Z**を網羅した大充実の1冊です。

2020年3月発行　B5判　286頁
定価5,720円（本体5,200円＋税）

さらに詳しい情報と
各論文のキーポイントは
こちら！

全日本病院出版会　〒113-0033 東京都文京区本郷 3-16-4　Tel：03-5689-5989
www.zenniti.com　　　　　　　　　　　　　　　　　　　　　Fax：03-5689-8030

PEPARS No.203：55-59, 2023

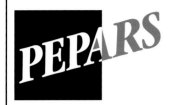

◆特集／知っておくべき穿通枝皮弁 10

後脛骨動脈穿通枝皮弁(Posterior tibial artery perforator flap)

棚倉 健太*

Key Words：後脛骨動脈穿通枝皮弁(Posterior tibial artery perforator flap)，下腿再建(lower thigh reconstruction)，逆行性皮弁(reverse use of flaps)，足部再建(foot reconstruction)

Abstract 後脛骨動脈穿通枝皮弁(Posterior tibial artery perforator flap)は下腿内側の皮弁であり，有茎皮弁として下腿の再建に用いる．挙上や血管剝離は比較的容易だが，本幹までを用いる際には下腿に3系ある動脈のうち最大である後脛骨動脈を犠牲にする点に注意を要する．逆行性皮弁として用いれば足部の再建にも使用可能である．また，デザイン上は直接縫合可能な幅は5 cm 程度と小さく，前方で脛骨，遠位でアキレス腱と隣接しており，植皮による閉鎖が不適切となる場合があり，ドナー閉鎖までを丁寧に計画する必要がある．具体的には，V-Y 皮弁を応用したデザインや，ドナーサイトを腓腹筋上に配置することが挙げられる．

はじめに

後脛骨動脈は，膝窩動脈より分枝する下腿の3系のうち最大のものである．ここから，大伏在静脈の方向に出されるのが後脛骨動脈穿通枝である．これを利用した皮弁は下腿における有茎皮弁として，外傷やその他の欠損の被覆に有用である．遊離皮弁としての利用も以前より行われており[1]，報告は現在でも存在するが[2,3]，採取部としては余力に乏しく，前述の通り下腿のメインの動脈でもありその使用は限定的と思われる．下肢であれば前外側大腿皮弁や Medial sural flap などの他の皮弁で行われることが多いだろう．

後脛骨動脈の走行[4]

膝窩動脈は大内転筋の腱裂孔を通り膝の背側の膝窩に達し膝窩動脈となる．通常，膝窩動脈は下行しながら上中下の膝動脈を内外に出し，脛骨と腓骨の間で前脛骨動脈と後脛骨動脈に分かれる．前脛骨動脈は骨間膜の上部を越えて下腿を下行し，骨間膜上から足関節を経て足背動脈に至る．後脛骨動脈は近位で腓骨動脈を分枝し，脛骨の後方を深部の屈筋群とひらめ筋の間を下行する．アキレス腱の内側で体表付近を走行し触知できる．内果の後方を回って内外の足底動脈となり，前出の足背動脈とも交通する動脈弓を形成する．

後脛骨動脈穿通枝皮弁

後脛骨動脈は，下腿を下行する間に長趾屈筋とひらめ筋の筋間から通常は筋間中隔穿通枝として近位，中位，遠位で合計4本程度の皮膚穿通枝を出す[5]．これらは脛骨内側後端の軸に沿っている

* Kenta TANAKURA，〒101-8643 東京都千代田区神田和泉町1 三井記念病院形成外科・再建外科，部長

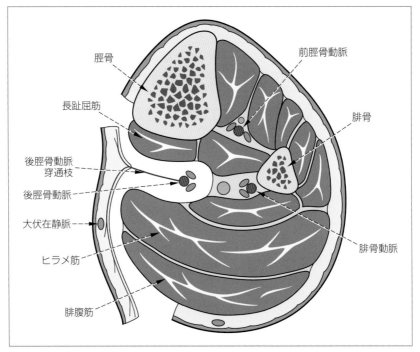

図 1. 後脛骨動脈穿通枝皮弁の横断面によるシェーマ

ため，皮弁デザインの際は脛骨後端を目標とし，ドプラやエコーで穿通枝を同定する．穿通枝の走行は比較的単純であり，筋間を 5 cm 前後走行したのちに本幹に合流していく(図1)．本幹まで追う過程で，ひらめ筋の脛骨付着部は剝離する必要がある．穿通枝の操作としては脛骨からの剝離や，ひらめ筋の脛骨付着部付近の穿通枝の剝離に注意を要する程度である．穿通枝が後脛骨動静脈本幹に合流後，本幹の切断が必要な症例では，筋間の視野を展開し，順行性もしくは逆行性に剝離を進める．この際，並走する後脛骨神経を温存する必要がある．

症例1：古典的な後脛骨動脈皮弁(図2)

50 代，男性．下腿両骨の開放骨折 Gustilo ⅢB．山中でバイク事故により受傷した．現地の病院で直達牽引を受けるが，創閉鎖・整復なく受傷後 6 日目に当院へ転院となった．転院翌日にまず整形外科により整復・創外固定がなされ，陰圧閉鎖による創の鎮静化が図られた．受傷後22日目に髄内釘への転換および後脛骨動脈穿通枝皮弁(＋植皮)による再建がなされた．陳旧性の外傷症例では炎症の波及により穿通枝の同定が困難であり，現在

でも古典的な方法[6]の有用性がある．本症例では大伏在静脈をデザインに加えることで皮弁血行の安定化を図っている．

デザインの工夫

前述の通り，後脛骨動脈穿通枝皮弁の挙上は比較的容易である．しかし，そのデザインには細心の工夫が必要である．それはもちろん採取部が下腿であるからである．穿通枝のすぐ前方は脛骨であり，あまり大きく露出するようなデザインは避けることが望ましい．下腿の近位であれば5 cmほどまでは直接縫合が可能だが，それを超える利用では植皮が前提となる．しかし，特に遠位では脛骨やアキレス腱など植皮床としてふさわしくないものに囲まれており，植皮部を腓腹筋上に設定するなどの工夫が必要である．

症例2：近位穿通枝での再建(図3)

30 代，男性．膝関節遠位内側の軟部肉腫．骨露出を伴う 6 cm 大の欠損となった．

脛骨後縁を軸とする後脛骨動脈穿通枝皮弁をV-Yデザインで挙上した．下腿では組織の余力が少なく，このようなデザインの工夫を要する．

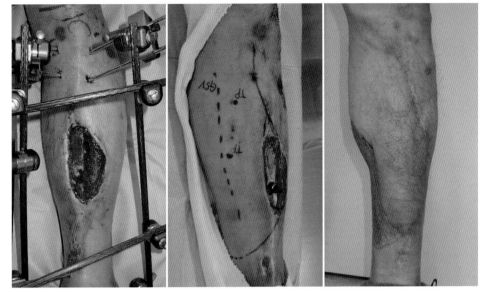

a | b | c

図 2. 症例 1：古典的な後脛骨動脈穿通枝皮弁

50 代，男性．下腿両骨の開放骨折 Gustilo ⅢB

 a：バイク事故での受傷から 6 日目で当院転院後，創外固定および陰圧閉鎖で創の
  安定化が図られた．

 b：受傷後 22 日目に髄内釘への転換および後脛骨動脈穿通枝皮弁（＋植皮）による
  再建がなされた．図中の TP は後脛骨動脈穿通枝，GSV は大伏在静脈．いずれも
  エコーで同定した．炎症の波及や瘢痕もあり，術中は穿通枝を積極的には同定し
  なかった．

 c：術後 4 年．杖なし歩行でバイク乗車も可能である．

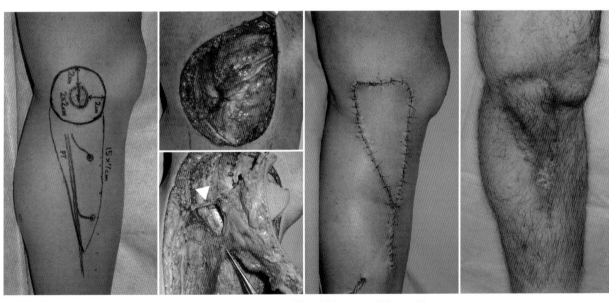

a | b c | d | e

図 3. 症例 2：V-Y 法の応用による再建の 1 例

  30 代，男性

  a：切除と皮弁のデザイン．VY には欠損短径の 2 倍程度の長さを要する．

  b：膝内側の欠損．欠損内写真上方で関節包は大腿筋膜で再建されている．

  c：近位の後脛骨動脈穿通枝を同定（鑷子で示している）．△は大伏在静脈の枝

  d：すべて一時的に閉創

  e：術後 2 年

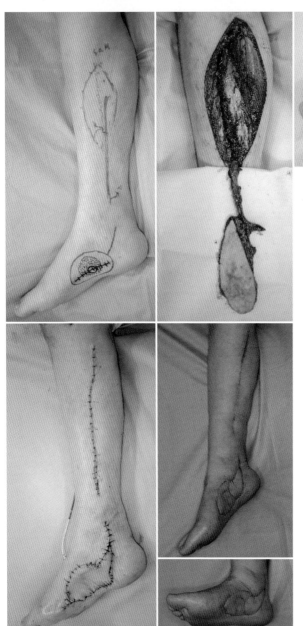

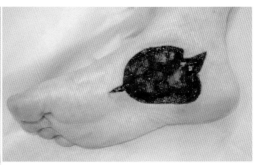

a b c
d e f

図 4.
症例 3：逆行性後脛骨動脈穿通枝皮弁によ
る足底再建

50 代，女性．足底部肉腫の追加広範切除後
再建

    a：足底の切除と皮弁のデザイン．皮弁
      遠位部に穿通枝が入るようにデザイン
      し，皮弁の中心を下腿近位に置くこと
      で閉創を容易にしている．

    b：逆行性に皮弁を挙上した．この際腓
      骨動脈との交通枝を温存し安定化を
      図った．

    c：切除後の欠損

    d：手術終了時．ドナーも直接縫合可能
      であった．

    e，f：術後 1 年．可動域制限はない．

逆行性皮弁としての後脛骨動脈穿通枝皮弁

　後脛骨動脈穿通枝皮弁は，近位で本幹を切離し
逆行性に挙上することで足部の再建に利用するこ
とも可能である[7]．足底動脈弓や腓骨動脈遠位で
の交通枝により動脈の供給があるためである．一
方，伴走静脈に関しては太く弁も発達している
が，はしご状に交通枝を要するため，ある程度の
圧がかかるとこれを介して逆行性に排出できると
されている．逆行性皮弁としての利用は他の下腿

3 系の皮弁でも可能であるが，後脛骨動脈穿通枝
皮弁は比較的安定しているとされる[8]．

　症例 3：逆行性後脛骨動脈穿通枝皮弁による足
底再建（図 4）

　50 代，女性．内側足底部の軟部肉腫．荷重部で
はないが，植皮は適さないため逆行性後脛骨動脈
穿通枝皮弁を選択した．前述の通り下腿近位では
幅 5 cm ほどまで直接縫合が可能であり中位の穿
通枝が皮島の遠位に入るようにデザインした．穿
通枝の本幹流入部の近位で後脛骨動静脈は切離

し，皮弁は逆行性に挙上した．下腿遠位にある腓骨動脈との交通枝は温存し，足関節部は皮下トンネルを作り欠損へ誘導した．

まとめ

後脛骨動脈穿通枝皮弁は比較的容易に挙上できる皮弁だが，直接縫合可能な範囲で採取する場合は幅が限られる．皮島は下腿近位で採取しながらも穿通枝の流入部位を遠位に置くなど，デザインの工夫を要する皮弁である．

参考文献

1) Koshima, I., Soeda, S. : Free posterior tibial perforator-based flaps. Ann Plast Surg. **26**(3) : 284-288, 1991.
2) Mashrah, M. A., et al. : Posterior tibial artery flap with an adipofascial extension : clinical application in head and neck reconstruction with detailed insight into septocutaneous perforators and donor-site morbidity. Plast Reconstr Surg. **145**(1) : 142e-152e, 2020.
3) Zhong, Q., et al. : Comparison between free posterior tibial flap and free radial forearm flap for head and neck reconstruction : an anatomical study and a retrospective comparative cohort study. Ann Transl Med. **10**(22) : 1231, 2022.
4) 伊藤　隆：解剖学講義. 196-198, 南山堂, 1988.
5) Strauch, B., Yu, H. L. : Medial leg flap. Atlas of Microvascular Surgery 2nd ed. 317-322, Thieme, 2006.
6) Pontén, B. : The fasciocutaneous flap : its use in soft tissue defects of the lower leg. Br J Plast Surg. **34**(2) : 215-220, 1981.
   Summary　筋膜皮弁の概念による下腿の再建. 筋膜を含めて皮弁を作成することで，ランダムパターン皮弁の従来の長さ幅比を超えた皮弁の作成が可能であることを示した.
7) Liu, K., et al. : The reverse-flow posterior tibial artery island flap : anatomic study and 72 clinical cases. Plast Reconstr Surg. **86**(2) : 312-318, 1990.
   Summary　1984～88 年にかけて行われた逆行性後脛骨動脈皮弁の症例 72 例をまとめた報告. 壊死は 2 例，遠位の部分壊死は 7 例で生着率は 97.2%とした.
8) Satoh, K., et al. : Comparative study of reverse flow island flaps in the lower extremities—peroneal, anterior tibial, and posterior tibial island flaps in 25 patients. Ann Plast Surg. **30**(1) : 48-56, 1993.
   Summary　逆行性皮弁としての後脛骨動脈皮弁，前脛骨動脈皮弁，腓骨動脈皮弁を比較し，静脈吻合を行わない場合前脛骨動脈皮弁は他の2つよりもうっ血や壊死を起こしやすいとした.

PEPARS No.203：60-68, 2023

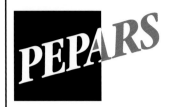

◆特集／知っておくべき穿通枝皮弁 10

前内側大腿皮弁，浅大腿動脈穿通枝皮弁
—前外側大腿皮弁（ALT flap）の代替となる皮弁—

宮本慎平[*1]　有川真生[*2]　岡崎　睦[*3]

Key Words：前内側大腿皮弁（Anteromedial thigh flap），内側大腿皮弁（Medial thigh flap），浅大腿動脈（superficial femoral artery），前外側大腿皮弁（Anterolateral thigh flap），穿通枝皮弁（perforator flap）

Abstract　　前内側大腿皮弁（AMT）は，前外側大腿皮弁の領域に優位な穿通枝がない場合にバックアップとして用いられる皮弁である．穿通枝は，外側大腿回旋動脈の大腿直筋枝，もしくは無名枝（下行枝より正中寄りを走行）から派生している．採取法などは前外側大腿皮弁と共通する点も多く，太い穿通枝さえあれば前外側大腿皮弁と同様に各部の再建に用いることが可能であるが，筋皮弁としては採取しづらいという欠点を有する．浅大腿動脈穿通枝皮弁（S-FAP）は，大腿三角遠位頂点付近の浅大腿動脈から直接派生する穿通枝を含む皮弁で，内側大腿皮弁と縫工筋穿通枝皮弁とが含まれる．血管柄は短く，根部の口径も小さいため，遊離皮弁として用いることは難しいが，有茎皮弁として鼠径部の再建に有用な皮弁である．

はじめに

　前外側大腿皮弁（Anterolateral thigh flap；ALT）は，頭頸部再建や体幹・四肢の再建に頻用される皮弁である．当初は穿通枝の解剖学的変異の問題から ALT の信頼性が問題視されることもあったが，カラードップラーなどの術前画像診断モダリティの進歩や採取手技の向上により，現在ではあらゆる領域の再建に信頼性の高い選択肢として用いられている．一方で，優位な穿通枝が欠

損している症例も非常に稀ながら存在し，また穿通枝の術中損傷の可能性もあるため，ALT のバックアップの選択肢として同じ大腿前面から採取される別の皮弁についても精通しておくことが望ましい．

　本稿では，仰臥位で大腿から採取される皮弁の ALT 以外の選択肢として，前内側大腿皮弁（Anteromedial thigh flap；AMT）と浅大腿動脈穿通枝皮弁（Superficial femoral artery perforator flap；S-FAP）に焦点をあて，解剖・適応・挙上法のポイントについて解説する．

AMT

　AMT は，1984 年に Song らにより ALT, Lateral thigh flap とともに"the free thigh flap"として最初に報告された皮弁である[1]．Song らの報告では，AMT の栄養血管は外側大腿回旋動脈（lateral circumflex femoral artery；LCFA）の無名枝

*1 Shimpei MIYAMOTO, 〒113-8655　東京都文京区本郷 7-3-1　東京大学形成外科，准教授
*2 Masaki ARIKAWA, 〒104-0045　東京都中央区築地 5-1-1　国立がん研究センター中央病院形成外科，医長
*3 Mutsumi OKAZAKI, 東京大学形成外科，教授

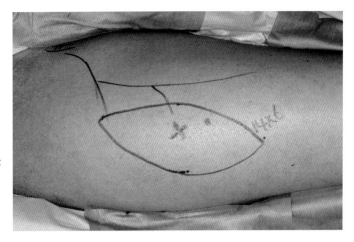

図 1.
右大腿での AMT のデザイン
この段階では ALT の採取を計画していた
ため，デザインは ALT と全く同じである．
左が頭側
（図 2，4，5，6 は同一症例）

（"innominate branch"，もしくは "innominate medial descending artery" と記載）であり，大腿直筋，縫工筋，内側広筋が交わる付近の筋間に穿通枝が存在するとしている．その後，ALT は多くの追試がなされ workhorse flap となった一方で，AMT については散発的な報告しかなされておらず，一般的に用いられる皮弁とはなっていない．Shimizu ら[2] の報告によれば AMT 領域の穿通枝は 47％の症例にしか存在しないとされており，これは半数以上の症例では AMT が挙上できないことを意味し，標準的な皮弁たり得ないことは明らかである．一方で，ALT と AMT の穿通枝は相補的な関係があることが指摘されており，ALT の領域に適当な穿通枝がない場合や ALT の穿通枝を損傷してしまった場合のバックアップとして AMT が挙上されることがある[3]．実際に AMT の挙上を目にする機会はほとんどないと思われるが，ALT を補完する皮弁として知っておいた方が望ましい皮弁である．

1．解剖

大腿前面の軸位断で考えた場合，穿通枝が大腿直筋―外側広筋の筋間，もしくは外側広筋を通過するものが ALT で，それより正中寄り，大腿直筋，もしくは縫工筋―大腿直筋の筋間を通過するものが AMT となる．穿通枝は，LCFA からの大腿直筋枝から派生するものと LCFA 本幹あるいは下行枝から分枝する無名枝から派生するものの 2 種類がある．Yu らは，大腿直筋枝と無名枝とが同一である，との自説を述べているが，これは誤りであり，実際にはある程度の症例で大腿直筋枝とは異なる無名枝が存在し，大腿直筋の正中側筋間を走行している[4]．Sayyed らの systematic review によれば，AMT の穿通枝型は筋間中隔型が 63.8％，筋肉内型が 36.2％であると言う[5]．また，別の Yu らの報告では，ALT と AMT の穿通枝の太さと口径が逆相関の関係にあることを報告している．ALT の穿通枝が中程度以上の症例に比べ，穿通枝が細い，あるいは存在しない症例では，優位な AMT 穿通枝が存在する確率が 6 倍であるとしている[3]．

2．術前検査

ALT の術前検査として超音波カラードップラーでの穿通枝検索は必須であり，AMT を想定する場合も同様である．ALT の穿通枝検索で優位な穿通枝がない場合は，AMT の穿通枝を検索しマーキングしておく．CT アンギオは必須ではないが，穿通枝の source vessel を確認できるので，血管柄の長さ・口径や rotation arc を予測できる，という利点はある．

3．挙上法

術中判断で ALT から AMT へ変更する想定での挙上法を示す．

通常，ALT の採取の際は，皮島の内側縁に皮切を加え，そのまま深筋膜まで切開，筋膜下で穿通枝を探す（図 1）．この時点で優位な穿通枝がない場合は，正中側へ剥離し，AMT の穿通枝を探す

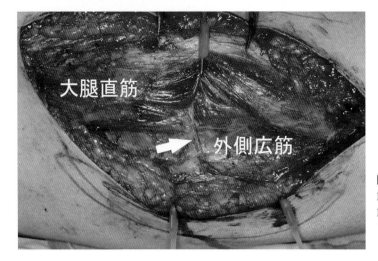

図 2.
筋膜下で AMT 穿通枝を同定したところ
筋肉内型穿通枝(矢印)が大腿直筋より派生
している.

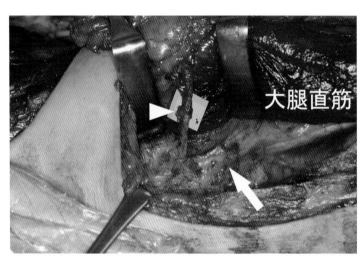

図 3.
LCFA 無名枝から派生した筋間中隔型 AMT
穿通枝
左大腿より採取.LCFA 無名枝(矢印)は大腿
直筋の正中側背側を走行している.そこから
筋間中隔型穿通枝(矢頭)が派生し,大腿直筋
の正中側筋間を通って皮下に至っている.左
が頭側

ことになる.また,AMT の穿通枝が大腿直筋,
もしくはその内側筋間から筋膜下に出て,外側に
回り込む形で皮膚に至っている場合もある(図
2).穿通枝を筋膜下で確認したら,次に大腿直筋
と縫工筋の筋間を剝離し,穿通枝の source vessel
を確認する.Source vessel は,LCFA 下行枝の大
腿直筋枝の場合と LCFA 無名枝(下行枝などから
派生)の場合(図3)とがある.大腿直筋を貫く筋肉
内型穿通枝の場合は,unroof して走行を全長に確
認後,穿通枝を全周性に剝離する(図4).大腿直
筋およびその運動神経はなるべく温存する(図
5).筋間中隔型の場合,剝離は容易である.血管
柄剝離終了後に皮島周囲を全周切開し,遊離皮弁
の場合は,血管柄を根部で切断し,皮弁を採取す
る(図6).

4.問題点

- AMT を筋皮弁として採取する場合,大腿直筋
を採取することになるが,大腿直筋採取に伴う
膝関節伸展機能の低下は危惧される[6].我々は,
AMT の採取が必要な場合でも,原則的に大腿
直筋筋体は含めず穿通枝皮弁として採取してい
る.

- AMT に関する過去の報告では,AMT 自体の定
義があいまいで後述の内側大腿皮弁と混同して
いるものも多い.Source vessel となる LCFA
の分枝に関する nomenclature にも混乱があり,
誤解を招くような内容の論文も多く,AMT に
関する議論・理解が深まらない要因となってい
る.

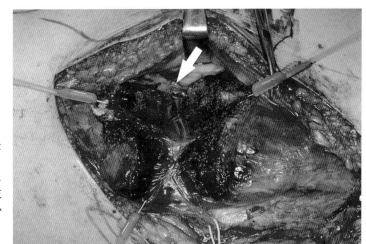

図 4.
筋肉内型 AMT 穿通枝を unroof した
ところ
穿通枝は大腿直筋内を正中側筋間に
向かって走行し，大腿直筋栄養枝
（矢印）から派生していることがわか
る．

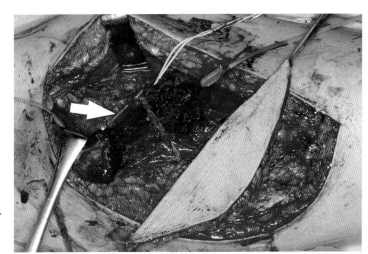

図 5.
挙上された AMT 皮弁
大腿神経からの大腿直筋枝（矢印）を
温存している．

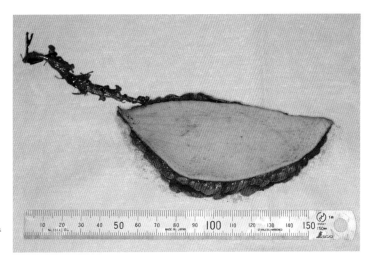

図 6.
採取された遊離 AMT 皮弁

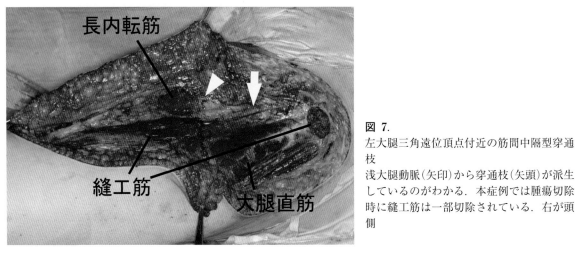

図7.
左大腿三角遠位頂点付近の筋間中隔型穿通枝
浅大腿動脈（矢印）から穿通枝（矢頭）が派生しているのがわかる．本症例では腫瘍切除時に縫工筋は一部切除されている．右が頭側

S-FAP

上記 AMT よりも内側（正中寄り）から採取される皮弁としては，1983 年に Baek が遊離皮弁として報告した内側大腿皮弁（Medial thigh flap）がある[7]．これは，大腿三角の遠位頂点（縫工筋と長内転筋の交点）付近の浅大腿動脈からの筋間中隔型穿通枝を用いた皮弁である．この Baek の報告は，1980 年代前半の新たな遊離皮弁採取部を模索する世界的な流れの中でなされたと考えられるが，術式としては全く一般化しておらず，内側大腿皮弁を実際に遊離皮弁として用いた報告はほとんどない．有茎の内側大腿皮弁を外陰部再建に用いたという報告はいくつかあるものの，これらも実際には薄筋や大内転筋からの穿通枝まで含めた局所皮弁を内側大腿皮弁と呼称しているだけで，Baek の原法通りの内側大腿皮弁が用いられた報告はほとんどなかった[8]．

我々は，Baek の原法に準じた内側大腿皮弁が，穿通枝の位置や皮島の採取方向などの点から鼠径部軟部欠損の被覆に適していると考え，2012 年ごろより同部の再建に頻用している[9]．自験例では，原法の筋間中隔型穿通枝が存在しない場合でも，縫工筋からの筋肉内型穿通枝を用いることで同様の皮弁を挙上でき，いずれの穿通枝も浅大腿動静脈より派生していた．このため，これら 2 つをまとめて S-FAP とし，鼠径部肉腫切除後の再建へ

の同皮弁の利用について報告している[10]．本皮弁は穿通枝に関する解剖学的知識さえあれば採取は容易であり，有茎皮弁として ALT の代替となり得るので，知っておいた方がよい皮弁である．

1．解　剖

S-FAP は大腿三角遠位頂点付近の穿通枝を栄養血管とする（図7）．この部の穿通枝は，Baek の報告にある ① 長内転筋と縫工筋の筋間中隔型穿通枝だけでなく，② 縫工筋を貫く筋肉内型穿通枝の場合もあり，いずれも浅大腿動静脈より派生している．ALT，AMT との関係では，穿通枝の経路を軸位断で考えて ALT の一列内側寄り（大腿直筋—縫工筋外側筋間）が AMT であり，さらに一列内側寄り（縫工筋—長内転筋外側筋間）が S-FAP と理解すればわかりやすい（図8）[9]．血管柄の長さは症例により差があるが，長くても 5 cm 程度と短いことが多い．

2．適　応

軟部肉腫切除後などの鼠径部再建に対しては有茎 ALT が用いられることが多いが，大腿筋膜による腹壁再建が必要ない場合には ALT である必要はなく，S-FAP の方が短時間で簡便に挙上・再建できるため，良好な穿通枝がある場合は本皮弁を第一選択としている[10]．採取部も大腿の内側となるため，ALT の採取部に比べると瘢痕が目立ちにくい（図9）．S-FAP より更に内側から採取される薄筋皮弁や深大腿動脈穿通枝皮弁（PAP）は，

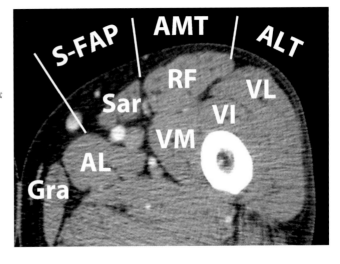

図 8.
左大腿三角遠位頂点付近の CT 画像
皮弁呼称(S-FAP,AMT,ALT)と穿通枝が
筋膜を穿通する位置の関係を示す.
Gra:薄筋
AL:長内転筋
Sar:縫工筋
VM:内側広筋
RF:大腿直筋
VI:中間広筋
VL:外側広筋

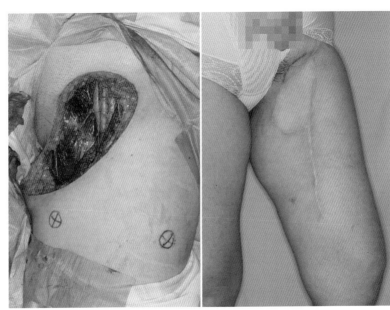

a | b

図 9.
鼠径部軟部肉腫切除に S-FAP
で再建を行った症例
　a:左鼠径部軟部肉腫.追加
　　広範切除後の状態
　b:術後 1 年 7 か月の状態

pivot point がより背側・遠位になり鼠径部からの距離が遠くなるため,鼠径部の被覆には不適と考えている.S-FAP は穿通枝の長さが短く,rotation arc は小さいので,鼠径部や外陰部以外の再建に用いるのは現実的ではない.穿通枝起始部の口径も細いので,遊離皮弁として用いるにも不適である.

3.術前検査

術前に CT アンギオ,もしくは超音波カラードップラーを行い,大腿三角遠位頂点付近での優位な穿通枝の有無を調べ,優位な穿通枝が存在すれば,その source vessel,深部での走行経路を調べる.それらの情報をもとに,穿通枝が皮下に出る部位をマーキングしておく.

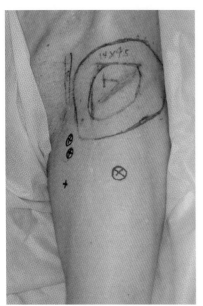

◀図 10.
左鼠径部軟部肉腫追加広範切除前の状態
14×9.5 cm の皮膚欠損であった.
(図 10, 11, 15, 16, 17 は同一症例)

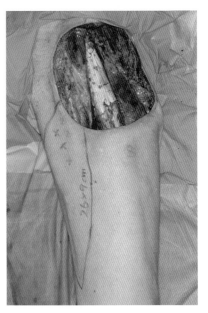

図 11. ▶
切除後の状態と S-FAP のデザイン

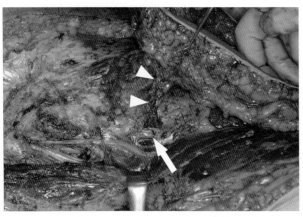

図 12. 短いタイプの S-FAP 穿通枝(左大腿)
筋間中隔型穿通枝(矢頭)はすぐに浅大腿動脈(矢印)に入ってしまい,このようなタイプでは血管柄は短くなる. 左が頭側

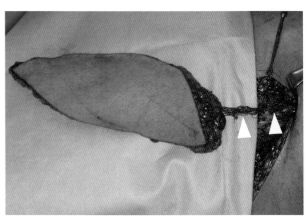

図 13. 長いタイプの S-FAP 穿通枝(左大腿)
筋間中隔型穿通枝(矢頭)を浅大腿動脈からの起始部まで剥離したところ. 5 cm 程度の長さが得られている. 右が頭側

4. 挙上法

鼠径部の組織欠損に対する S-FAP を用いた再建について記す(図 10).

まず欠損部創縁から尾側に向けて浅大腿動脈周囲を剥離し,マーキングしておいた穿通枝を同定する. 穿通枝が十分な径を有すると判断できたら,これを含めるよう皮島をデザインする. 穿通枝が皮下を長く縦走する傾向にあるので,穿通枝の位置が皮島の中心になるようデザインするのではなく,皮島最頭側に穿通枝が入るように eccentric なデザインにすることがポイントである(図 11). 縫工筋の長軸に沿って長さ 20 cm 程度の皮弁が採取可能であるが,症例によっては 25 cm を超える皮弁も採取可能なことがある. 皮弁幅は縫縮可能な範囲で採取する. 皮島は最初から全周を切開するのではなく,近位側の穿通枝近くを切開して,穿通枝を確保後,浅大腿動静脈からの起始部まで剥離する. 起始部が大腿三角遠位頂点付近で穿通枝が短い症例(図 12)と,起始部が鼠径部寄りで穿通枝の長さが 5 cm 程度とれる症例とがあり(図 13),これにより頭側への rotation arc の差が出る. 縫工筋を貫く穿通枝の場合は,縫工筋内を剥離するか,もしくは縫工筋の一部を皮弁に含めて挙上する(図 14). 穿通枝の剥離が終了した

a|b

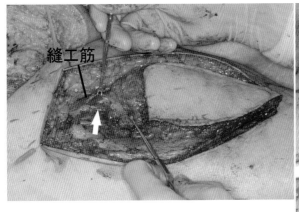

図 14.
縫工筋筋肉内型の S-FAP 穿通枝(左大腿)
　　a：穿通枝(矢印)が縫工筋を貫いているのがわかる．左が頭側
　　b：縫工筋を切断し，穿通枝を露出したところ

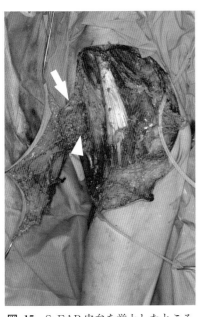

図 15. S-FAP 皮弁を挙上したところ
　　筋間中隔型穿通枝(矢頭)を用いて
　　挙上した．大伏在静脈(矢印)も含
　　めて挙上した．

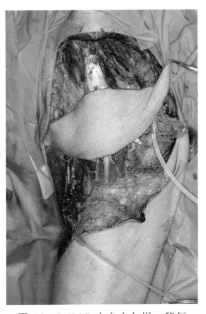

図 16. S-FAP 皮弁を欠損へ移行
　　したところ

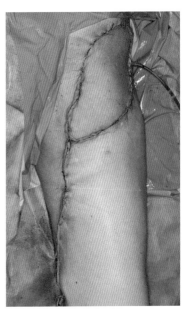

図 17. 手術終了時の状態

ら，皮弁全周を切開し筋膜上で皮弁を挙上する．
通常，大伏在静脈は自然と皮弁内に含まれ，含め
たとしても rotation arc を制限することもない
が，どの程度皮弁の静脈還流に寄与しているのか
は不明である(図 15)．

　挙上後，皮弁を欠損部へ移行し仮縫いした状態
で，穿通枝にかかる緊張や捻じれを確認する(図
16)．問題ないと判断したら，吸引ドレーンを挿入

し，皮弁を順次縫い付けて閉創する．穿通枝が
kink してしまう場合には，欠損の最遠位を縫縮し
て，皮弁を再配置する．採取部は縫縮する(図
17)．術後，穿通枝にかかる緊張が懸念される場合
には，肢位を股関節屈曲(ギャッチアップする，も
しくは膝枕を入れる，など)とすることで和らげ
られる可能性がある．

5．問題点

- 穿通枝の起始部が鼠径部の欠損に近いため，腫瘍切除後の症例の場合，穿通枝が切除時に切断されてしまうことがある．このような場合はALT，もしくは別の皮弁での再建を検討する．

- 浅大腿動脈からの穿通枝を用いた皮弁は，本項のS-FAP以外にもいくつか報告があるが，穿通枝がどの位置で浅大腿動脈から起始するかにより，皮弁の特性も大きく異なるので注意が必要である．一例として，Mojallalらは，2014年に大腿遠位内側から採取される皮弁をSuperficial femoral artery perforator flapとして報告している[11]．これは大腿遠位1/3辺りに存在する縫工筋—薄筋間の筋間中隔型穿通枝を利用した皮弁であり，本項で述べた大腿三角遠位頂点付近の穿通枝を利用するS-FAPとは異なる皮弁である．また，Mojallalらは別の論文で，縫工筋の血管解剖についても報告しており，大腿近位と遠位に1つずつ縫工筋枝のclusterがあるとしている．本項のS-FAPはこのうちの近位cluster周辺の穿通枝を利用したものであるが，Mojallalらの報告している皮弁は遠位のcluster周囲から採取されるものと考えられる[12]．

参考文献

1) Song, Y. G., et al.：The free thigh flap：a new free flap concept based on the septocutaneous artery. Br J Plast Surg. **37**：149-159, 1984.

2) Shimizu, T., et al.：An anatomic comparison of septocutaneous free flaps from the thigh region. Ann Plast Surg. **38**：604-610, 1997.

3) Yu, P., et al.：Reciprocal dominance of the anterolateral and anteromedial thigh flap perforator anatomy. Ann Plast Surg. **70**：714-716, 2013.

4) Yu, P., Selber, J.：Perforator patterns of the anteromedial thigh flap. Plast Reconstr Surg. **128**：151e-157e, 2011.

5) Sayyed, A. A., et al.：Vascular anatomy of the anteromedial thigh flap：a systematic review. Plast Reconstr Surg Glob Open. **10**：e4546, 2022.

6) Daigeler, A., et al.：Donor-site morbidity of the pedicled rectus femoris muscle flap. Plast Reconstr Surg. **115**：786-792, 2005.

7) Baek, S. M.：Two new cutaneous free flaps：the medial and lateral thigh flaps. Plast Reconstr Surg. **71**：354-365, 1983.

8) Wang, T. N., et al.：A fasciocutaneous flap for vaginal and perineal reconstruction. Plast Reconstr Surg. **80**：95-103, 1987.

9) 宮本慎平，櫻庭　実：【大腿部から採取できる皮弁による再建】大腿前面の有茎皮弁．PEPARS. **101**：1-6，2015.

10) Miyamoto, S., et al.：Pedicled superficial femoral artery perforator flaps for reconstruction of large groin defects. Microsurgery. **34**：470-474, 2014.

11) Mojallal, A., et al.：Superficial femoral artery perforator flap：anatomical study of a new flap and clinical cases. Plast Reconstr Surg. **133**：934-944, 2014.

12) Mojallal, A., et al.：Redefining the vascular anatomy and clinical applications of the sartorius muscle and myocutaneous flap. Plast Reconstr Surg. **127**：1946-1957, 2011.

PEPARS No.203：69-77, 2023

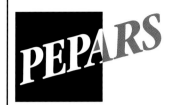

◆特集／知っておくべき穿通枝皮弁 10

内側足底皮弁
(Medial plantar flap)

玉野井慶彦[*1]　林　礼人[*2]

Key Words：内側足底皮弁（Medial plantar flap），逆行性内側足底皮弁（Reverse medial plantar flap），内側足底動脈穿通枝皮弁（Medial plantar perforator flap），内側足底動脈（medial plantar artery），外側足底動脈（lateral plantar artery），足底再建（plantar reconstruction）

Abstract　Medial plantar flap とは足底非荷重部を皮弁採取部とし，主に内側足底動脈を茎とした皮弁である．他の皮弁と比較し皮膚構造が特殊で主に足底荷重部や手掌の再建に多く用いられてきた．皮弁の挙上法は順行性皮弁，逆行性皮弁，穿通枝皮弁と多岐にわたる．順行性皮弁は主に踵荷重部やアキレス腱部の再建に用いられる．逆行性皮弁は遠位茎と近位茎の 2 通りあり，遠位茎は内側足底動脈を血流が逆行して皮弁を栄養する．一方で近位茎は外側足底動脈を血流が逆行し，内側足底動脈を順行することで皮弁を栄養する．これらは順行性皮弁では到達できなかった足底遠位荷重部の再建に用いられる．穿通枝皮弁は内側足底動脈を温存でき低侵襲である．比較的小さな足底の欠損に用いられたり，近年では遊離皮弁として手指の軟部組織再建に使用されている．

はじめに

Medial plantar flap とは足底非荷重部を皮弁採取部とし，内側足底動脈を茎とした皮弁である．足底の皮膚はその他の部位と異なり皮膚の角質層が厚く，豊富な線維性隔壁により足底腱膜と強固に結合している．この特殊な皮膚構造により荷重や摩擦に耐えることができる．本皮弁はこの特徴を有するため足底加重部や手掌の再建に多く用いられてきた．今回は本皮弁の重要な要点をまとめ紹介する．

皮弁の歴史

Mir y Mir が 1954 年に踵部の再建にあたり対側の足底非荷重部を cross leg で用い報告した．しかし，皮弁生着のためには長期間の固定が必要であり良好な結果を得ることができなかった[1]．

1979 年に Shanahan らが内側足底動脈で栄養される軸走型の皮弁を報告した．この文献が現在の内側足底皮弁の概念を提唱した最初の文献と考えられている[2]．1981 年には Harrison らが内側足底皮弁を島状皮弁として用い報告し[3]，その後は microsurgery の発達に伴い遊離皮弁で使用されている．2004 年の Coruh の報告では内側足底動脈の穿通枝のみで皮弁を挙上し回転皮弁とすることで内側足底動脈を温存することも可能となり[4]，Koshima らは穿通枝のみで遊離皮弁として挙上し，手指の再建に用いている[5]．

順行性の有茎皮弁で再建を行う場合には，踵か

*1 Yoshihiko TAMANOI, 〒232-0024　横浜市南区浦舟町 4-57　横浜市立大学附属市民総合医療センター形成外科，助教
*2 Ayato HAYASHI, 同大学形成外科，教授

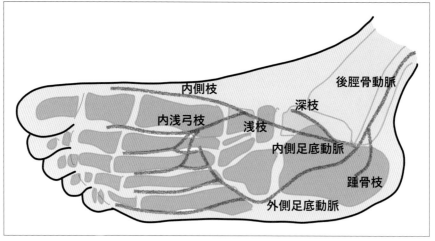

図 1. 足底の動脈の走行
後脛骨動脈は内側足底動脈と外側足底動脈に分岐する．やがて内側足底動脈は浅
枝と深枝に分岐し，浅枝が内側枝と内浅弓枝に分岐する．
外側足底動脈は遠位で足底動脈弓となり，足背動脈と吻合する．

ら足底中央までの荷重部欠損がよい適応と考えら
れるが，足底遠位 1/3 の範囲を被覆する場合には
遊離皮弁や逆行性の皮弁を用いる必要がある．通
常の有茎性皮弁では血管茎が短いため皮弁の自由
度は低いが，1991 年に Martin ら[6]は外側足底動脈
を逆行性の茎とし，内側足底動脈との合流部も含
め遠位方向に伸展することで，遠位部欠損の再建
を実現し，本法の幅を拡げている[7]．

適 応

本皮弁は前述のような特殊な構造を有するた
め，主に足底荷重部の再建に用いられる．また，
足関節周囲では血行が安定した順行性有茎皮弁と
して使用できる数少ない皮弁の 1 つであり，アキ
レス腱付着部の皮膚軟部組織再建で用いられた報
告も多い．総底側趾神経の皮枝を含め知覚皮弁と
して挙上することもできるため，遊離皮弁として
手掌や手指掌側の再建にも使用されている[8]．

解 剖

足底の皮膚は主に後脛骨動脈系により栄養され
ており，Adachi らは内側足底動脈の基本型と破格
を以下のように報告している．基本形はまず脛骨

動脈は踵部内側の屈筋支帯レベルで踵骨枝を分枝
したのち，母趾外転筋起始部で内側足底動脈と外
側足底動脈に分岐する．内側足底動脈はさらに浅
枝と深枝に分岐するが，浅枝から数本の穿通枝を
認め Medial plantar flap の主な栄養血管となる．
浅枝は母趾外転筋と短趾屈筋の筋間中隔を走行し
たのち内側枝と内浅弓枝の 2 本に分かれる．内側
枝は短母趾屈筋の筋膜上を第一中足骨骨頭に向
かって走行する．内浅弓枝は 3 本の総底側趾動脈
に分岐し，それぞれの底側中足動脈と吻合する．
一方で外側足底動脈は遠位に向かってやがて足底
動脈弓となり，足背動脈と吻合する(図1)．内側
足底動脈浅枝の分岐の破格については，基本型が
63%，深枝から内側枝が分岐するものが 28%，深
枝，内側枝，内浅弓枝が同じレベルで分岐するも
のが 9% と報告している[9]．最近の報告では戎谷ら
が各々 61.9%，31%，7.1% と同様の結果であっ
たことを報告している(図2)[10]．

静脈は動脈に伴走して走行しており，後脛骨静
脈に流入する．また，内顆を含めて皮弁を挙上す
ることにより，大伏在静脈の枝を静脈路として用
いることもできる[11]．

足底非荷重部を支配する知覚神経は内側足底神

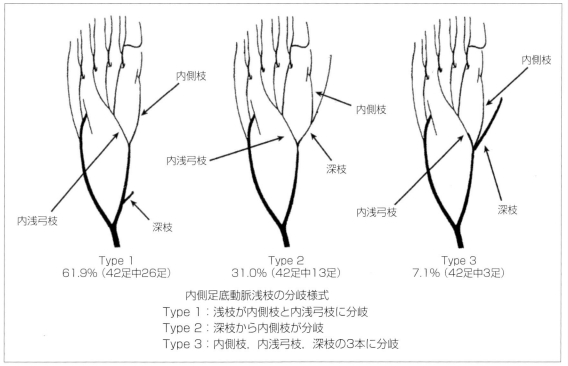

図 2. 足底の動脈の破格について
内側足底動脈から深枝の分岐にバリエーションがあり，注意を要する.

（文献 10 より引用）

経である. 後脛骨神経が内側足底神経と外側足底神経に分かれ，内側足底神経は内側足底動脈と伴走して走行し総底側趾神経となる. この神経が足底腱膜腱膜内縁より 3~5 本の皮枝を分枝する.

術前準備

まずは病歴や既往歴を聴取し，皮膚軟部組織再建にあたって妨げになるものがないかを確認する. 特に既往歴によっては血流障害を合併するものもあり，注意が必要である. 身体診察では皮弁採取部の外傷痕などの有無や足趾の状態を確認するとともに，アクリル板を足底に押し当てるなどして足底荷重部・非荷重部の範囲を同定する. 続いて画像評価は表在エコーで血管の走行や血流を評価し，皮弁採取部の位置を決定する. 閉塞性動脈硬化症などの血流障害が疑われる例では造影 CT を用いて下肢全体の血管画像評価を行うことが望ましい.

体位は仰臥位もしくは腹臥位で皮弁を挙上することができる. 仰臥位の場合は股関節屈曲・外旋・外転位とし，膝関節を屈曲位とすることで足底から内顆まで確認することができる. 下肢の安定のために膝関節とベッドの間に枕を挿入する. この体位では足関節内側が正面を向くため皮弁の血管茎を中枢に剝離する際に視野を確保しやすい. 一方で再建部位が足底外側の場合は視野の確保がやや難となる. 腹臥位で行う場合は股関節を内旋位，膝関節を軽度屈曲位とする. 足関節背側に枕を入れると下腿が安定する. この体位では足底が正面を向くため足底全体の術野を確保しやすい.

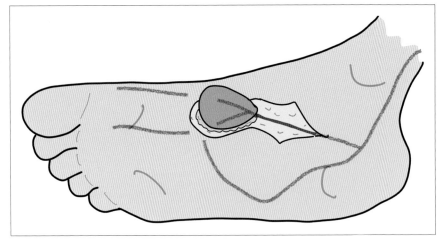

図 3.
順行性の内側足底皮弁
内側足底動脈を血管茎とした皮弁で最も一般的な方法である

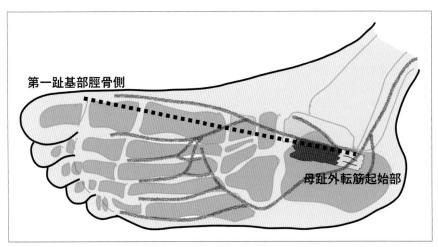

第一趾基部脛骨側

母趾外転筋起始部

図 4.
皮弁のデザインは第一趾基部脛骨側と母趾外転筋起始部(踵骨隆起の内側突起)を結ぶ線を軸とし, 足底非荷重部を中心に皮弁の必要量に応じて足背・内顆方向に大きくするのがよい.

挙　上

1. 順行性皮弁(図3)

内側足底動脈の血行支配領域に関して, 小林らは穿通枝のみで足底非荷重部全体が栄養されると述べ[12], 光嶋らは内顆から足背にかけた内側足底部が栄養されていると述べている[11]. 足底の荷重部は術後疼痛や潰瘍の原因となるため皮弁採取部から外さなければならない. そのためデザインは第一趾基部脛骨側と母趾外転筋起始部を結ぶ線を軸とし, 足底非荷重部を中心に皮弁の必要量に応じて足背・内顆方向に大きくするのがよい(図4).

皮弁挙上の際は原則ターニケットを使用する. 挙上は近位側もしくは遠位側から行う方法があるが, 近位側から挙上する方法の方が行いやすい.

近位側から挙上する際はまず内顆後方および皮弁内側の皮膚切開を行い, 後脛骨動脈および内側足底動脈を確認する. 続いて母趾外転筋の筋膜を含めながら剝離を行う. 母趾外転筋の起始部が露出されるので骨付着部で筋の切離を行うと後脛骨動脈から内側足底動脈と外側足底動脈の分岐部が確認できる. 内側足底動脈は第一趾内側へ向かう趾神経と伴走しているためメルクマールとなる. 内側足底動脈の浅枝が皮弁に含まれることを確認したら中枢側から順に分岐する踵骨枝, 外側足底動脈, 内側足底動脈深枝を同定し基部で結紮・切離を行う. 皮弁外側および遠位の剝離は足底腱膜上もしくは足底腱膜下で行うが, 必要な皮弁の厚さによって使い分ける. 足底腱膜上で挙上した場合には, donor 部の欠損に植皮を行うが, 腱膜を完

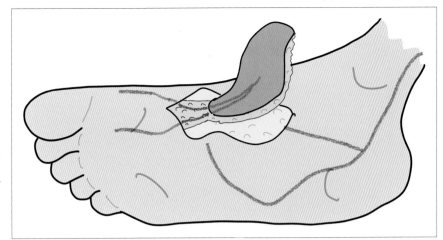

図 5.
遠位茎の逆行性内側足底皮弁
内側足底動脈内側枝と第一底側
中足動脈や，総底側趾動脈と底
側中足動脈の吻合を介し血流が
内側足底動脈を逆行し栄養する
皮弁である.

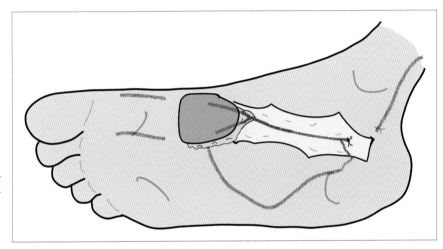

図 6.
近位茎の逆行性内側足底皮弁
内側足底動脈の近位で切離する
ことにより血流は外側足底動脈
と足背動脈の吻合を介し外側足
底動脈を逆行し内側足底動脈を
順行する.

全に露出させると植皮の生着が不安定になるた
め，注意を要する．足底腱膜下で剝離を行った場
合は内側枝だけでなく内浅弓枝も栄養血管に含ま
れることとなる．このレベルの動脈は破格があ
り，議論の余地があるが内側枝が非常に細い場合
もあるため内浅弓枝も皮弁に含めた方が安全であ
る[13]．知覚皮弁として用いる際は総底側趾神経か
らの皮枝を温存し，必要な範囲で中枢側まで剝離
を行うが，総底側趾神経の損傷には十分に注意す
る．しかし，知覚皮弁の意義には一定の見解を得
られておらず[14]，近年ではあまり積極的に用いな
いことも多い.

2．逆行性内側足底皮弁（図 5, 6）

前述したように逆行性の皮弁として用いる場合
は遠位茎（図 5）と近位茎（図 6）の 2 通りの方法があ
る．遠位茎の逆行性内側足底皮弁は内側足底動脈
内側枝と第一底側中足動脈や，総底側趾動脈と底
側中足動脈の吻合を介し血流が内側足底動脈を逆
行する．川上ら[15]は足底動脈弓と第一固有趾動脈
の 2 経路を含めた皮弁もしくは移動部位を考慮し
1 経路のみの皮弁を報告した．この皮弁を挙上す
る際はまず遠位部の母趾外転筋と短趾屈筋内側と
の間で足底動静脈との交通枝を確認する．続いて
近位の内側足底動脈を切離し遠位部へ剝離を進め
る．遠位部の内側足底動脈は温存する．鬱血予防
のため遠位の軟部組織を可能な限り切り離さない
ようにする．この方法は血管茎が 2 経路であるた
め非常に安全であると述べている.

一方で近位茎の逆行性内側足底皮弁は外側足底
動脈と足背動脈の吻合を介し，血流が外側足底動

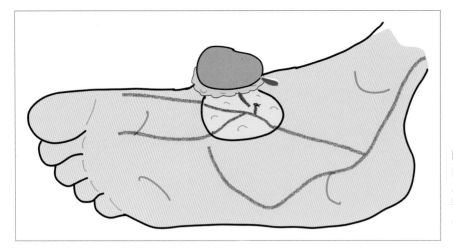

図 7.
内側足底動脈穿通枝皮弁(遊離皮弁)
穿通枝のみで挙上する方法で難易度が高い.

脈を逆行し内側足底動脈を順行する(図6, 9). 皮弁のデザインは順行性皮弁と大きな違いはないが, 大きすぎる皮弁は鬱血のリスクとなる. 挙上する場合は外側足底動脈分岐部を温存し, 後脛骨動脈を内側・外側足底動脈の分岐部より近位で切離する[7]. 後脛骨動脈を切離する前に血管をクリッピングし, 皮弁および足趾の血流に問題がないことを確認する. 皮弁の鬱血を予防するため血管の周囲に脂肪組織をつけるようにする. また, donor 部を植皮で被覆する際には, その直下に血管茎が走行する形になり, 植皮部の圧迫で皮弁の鬱血を生じることがあるため, 注意を要する[7]. 逆行性皮弁を用いることにより足底荷重全域を有茎皮弁で被覆することが可能となる.

3. 穿通枝皮弁(図7)

穿通枝皮弁として挙上する際は内側足底動脈から数本の穿通枝が分岐するため術前にエコーで確認し, 穿通枝が必ず皮弁に入るようデザインを行う. 皮弁の内側から切開を行い, 母趾内転筋膜上で穿通枝を確保する. 穿通枝が皮弁に含まれていることを確認し外側の切開を行い皮弁の挙上を行う. 遊離皮弁として用いる際は穿通枝に伴走する静脈が非常に細いため皮静脈を確保しておく.

閉創に関して, 母趾外転筋を切離した場合は可能な限り修復する. 皮弁のドナー部に対しては全層植皮を行うが, 短趾屈筋と母趾外転筋を縫合し内側足底溝を閉鎖して筋体上に移植するとよい.

症例提示

症例 1(図 8):54 歳, 男性. 右踵部難治性潰瘍

糖尿病性神経障害による足底の感覚鈍麻あり, 数年前より右踵部に潰瘍を認めていた. 保存療法を行うも治癒に至らなかったため内側足底皮弁による創閉鎖を行う方針とした. 潰瘍部に対しデブリドマンを行い, 皮膚欠損は 30 mm ほどであった. 足底非荷重部に 75×35 mm の皮弁デザインを行い挙上した(図 8-a). 母趾外転筋起始部で血管柄を確保したため母趾外転筋は切離しなかった(図 8-b). 皮弁の移動は皮下ポケットを通して行った. 皮弁採取部は腹部より全層植皮を行い閉創した(図 8-c). 術後 2 年を経過したが潰瘍の再発を認めていない(図 8-d).

症例 2(図 9):61 歳, 男性

左第一趾 MP 関節足底荷重部の悪性腫瘍に対し拡大切除を行った後, 二期的に再建を行った. 拡大切除に伴い遠位茎の血管柄が欠損したため, 近位茎の逆行性内側足底皮弁による再建を計画し, 60×65 mm の皮弁デザインを行い挙上した(図 9-a). 後脛骨動静脈を内側・外側足底動脈の分岐部より近位で切離し皮弁を前進させ(図 9-b), 逆行性皮弁として足底荷重部の再建を行った(図 9-c). 皮弁採取部は全層植皮を行い閉創した(図 9-d). 術直後に皮弁採取部への植皮に伴う血管茎圧迫に伴い鬱血を認めたが, 圧迫の解除に伴い皮弁

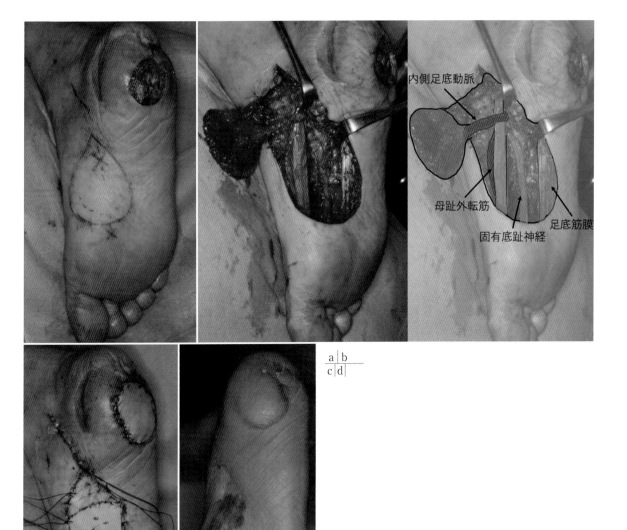

a	b
c	d

図 8. 症例 1：54 歳，男性．踵部難治性潰瘍

a：足底非荷重部に 75×35 mm の皮弁デザインを行った．

b：順行性皮弁の挙上を行った．母趾外転筋起始部の深部から内側足底動脈と固有底
　趾神経が走行しているのが確認できる．

c：皮弁を踵部に移植した．皮弁採取部には全層植皮を行った．

d：術後 2 年が経過をしたが潰瘍の再発を認めていない．一方で植皮部は軽度の色素
　沈着を認めている．

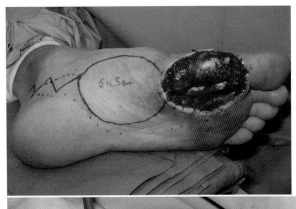

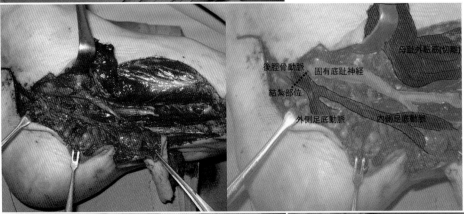

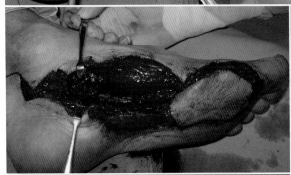
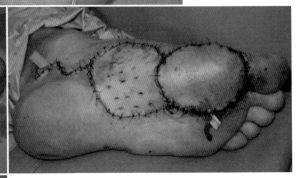

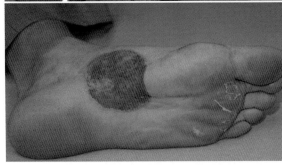

a	
b	
c	d
e	

図 9. 症例 2：61 歳，男性．第一趾 MP 関節足底荷重部の悪性腫瘍切除後

a：足底非荷重部に 60×65 mm の皮弁デザインを行った.

b：近位茎の逆行性内側足底皮弁とするため後脛骨動脈の内側・外側足底動脈分岐
　部を露出させた．分岐部を露出させるため母趾外転筋を切離している.

c：近位茎の逆行性内側足底皮弁を挙上した.

d：皮弁を欠損部に移植した．皮弁採取部には全層植皮を行った.

e：術後 4 年が経過したが潰瘍や腫瘍の再発を認めていない．一方で植皮部は色素
　沈着を認めている.

（文献 7 より）

は全生着した．術後4年が経過したが腫瘍の再発
や潰瘍形成を認めず，歩行についても問題なく行
えている（図9-e）[7].

まとめ

　内側足底皮弁の歴史から現在の適応までをまと
めて述べた．内側足底皮弁は他の皮弁と比較し特
殊な皮膚構造をもち，足底の荷重部再建にとても
有用な皮弁である．穿通枝皮弁も含めた様々な使
用法があり，応用範囲も拡がっているため，より
よい活用法を今後も検討していけたらと考えてい
る．

参考文献

1) Mir y Mir, L.：Functional graft of the heel. Plast Reconstr Surg. **14**：444-450, 1954.
　Summary　足底非荷重部からの皮弁で荷重部の再建を行った最初の論文である．

2) Shanahan, R. E., et al.：Medial plantar sensory flap for coverage of heel defects. Plast Reconstr Surg. **64**(3)：295-298, 1979.
　Summary　内側足底動脈で栄養される軸走型の皮弁を報告した最初の論文である．

3) Harrison, D. H., Morgan, B. D.：The instep island flap to resurface plantar defects. Br J Plast Surg. **34**(3)：315-318, 1981.
　Summary　内側足底皮弁を島状皮弁として用い報告した最初の論文である．

4) Coruh, A.：Distally based perforator medial plantar flap：a new flap for reconstruction of plantar forefoot defects. Ann Plast Surg. **53**(4)：404-408, 2004.
　Summary　内側足底動脈の穿通枝のみで皮弁を挙上した最初の論文と思われる．

5) Koshima, I., et al.：Free medial plantar perforator flaps for the resurfacing of finger and foot defects. Plast Reconstr Surg. **107**(7)：1753-1758, 2001.
　Summary　内側足底皮弁を穿通枝のみで挙上しかつ遊離皮弁として用いた最初の論文である．

6) Martin, D., et al.：Le lambeau plantaire interne sur pedicule plantaire externe；Un moyon de couverture utilisable sur toute la surface du pied. Ann Chir Plast Esthet. **36**：544-548, 1991.
　Summary　外側足底動脈を逆行性の血管茎として内側足底皮弁を用いた最初の報告論文である．

7) Hayashi, A., et al.：The medial plantar flap vascularized by the reverse flow lateral plantar artery：a novel variation through the case of aggressive digital papillary adenocarcinoma of the sole. J Reconstr Microsurg. **28**(6)：427-430, 2012.
　Summary　近位茎逆行性内側足底皮弁を利用し足底を再建した論文である．

8) 関口　順ほか：Free Medial Plantar Fascio-cutaneous Sensory Flap の手への応用．日手会誌．**1**(2)：705-708, 1984.
　Summary　内側足底皮弁を遊離知覚皮弁として手の再建に用い，良好な結果が得られた論文．

9) Adachi, B.：Das Arteriensystam der Japaner. 280, Maruzen, 1928.
　Summary　内側足底動脈の破格について詳しく述べた本である．

10) 戎谷昭吾ほか：内側足底動脈における立体的血管解剖の解析　特に内側足底皮弁，Medialis Pedis Flap の血管分岐について．日形会誌．**27**(1)：13-19, 2007.
　Summary　内側足底動脈の破格について詳しく述べられた論文である．

11) 光嶋　勲ほか：足底荷重部潰瘍に対する free or pedicled medial plantar flap の経験．形成外科．**29**：2-7, 1986.
　Summary　内側足底皮弁の手術方法や適応など重要なことが述べられた論文である．

12) 小林誠一郎ほか：Medial plantar fasciocutaneous island flap による"かかと"の再建．形成外科．**27**：406-411, 1984.
　Summary　内側足底皮弁を遠位より挙上する方法を詳しく述べた論文である．

13) 小林誠一郎ほか：神経付き内側足底皮弁．形成外科．**33**(11)：1061-1069, 1990.
　Summary　内側足底皮弁を近位から知覚皮弁として挙上する方法を詳しく述べた論文である．

14) 坂村律生ほか：内側足底皮弁および逆行性内側足底皮弁による足底再建．形成外科．**46**(10)：1009-1018, 2003.

15) 川上重彦ほか：Distally based medial plantar flap による足底前1/3部の再建．形成外科．**31**：698-703, 1988.
　Summary　遠位茎逆行性内側足底皮弁において2経路の血管茎の皮弁を報告した論文である．

PEPARS　No.203：78-84, 2023

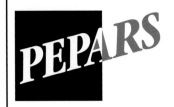

◆特集／知っておくべき穿通枝皮弁 10

深大腿動脈穿通枝皮弁（Profunda artery perforator flap；PAP flap）

布施佑馬[*1]　矢野智之[*2]

Key Words：深大腿動脈穿通枝皮弁（Profunda artery perforator flap；PAP flap），穿通枝皮弁（perforator flap），乳房再建（breast reconstruction），四肢再建（extremity reconstruction），背部再建（back reconstruction）

Abstract　　深大腿動脈穿通枝皮弁（Profunda artery perforator flap；PAP flap）は，深大腿動脈の穿通枝を血管茎として，大腿内側より挙上する穿通枝皮弁である．低侵襲であり，かつ容易に挙上が可能である．術前にカラードップラー検査や造影 CT 検査により穿通枝の位置を把握し，紡錘形に皮弁をデザインする．皮弁は筋膜下で挙上する．通常は 6〜8 cm 幅，血管茎は 8〜10 cm 長の皮弁を採取可能である．挙上の際は坐骨神経麻痺を起こさないよう十分に注意する．対側から挙上した PAP flap や，深下腹壁動脈穿通枝皮弁など，ほかの皮弁と組み合わせることで，比較的大きな乳房再建が可能となる．腹臥位でも皮弁挙上が可能であるので，背部の再建に用いる際は体位変換の必要がない．PAP flap は乳房再建や四肢再建，頭頚部再建など，全身の再建に有用である．

はじめに

　Profunda artery perforator flap（PAP flap）（深大腿動脈穿通枝皮弁）は，大腿深動脈からの穿通枝を茎として用いる穿通枝皮弁であり，2001 年にAngrigiani らによって adductor flap として紹介された[1]．その後，Allen らが乳房再建での有用性を報告し，広く広まった[2)~4)]．現在では，乳房再建を中心に，頭頚部や四肢など，様々な欠損の被覆に用いられている[5)6)]．

適 応

　我々は，主に乳房再建や，背部の軟部腫瘍切除後の欠損に対して，PAP flap を用いている[7)]．

　乳房再建においては，① 将来妊娠，出産希望のある患者，② 腹部手術歴のある患者，③ 腹部をドナーとして用いることを拒否した患者で，乳房サイズが比較的小さい場合に用いられる．特に，縦軸デザインの皮弁を用いる場合は，上胸部を充填することができないため，上胸部が「そげている」ような乳房に適している．上胸部の augmentation が必要な場合は，深下腹壁動脈穿通枝皮弁など別の皮弁を用いるか，二期的に脂肪注入を行う必要があるため注意を要する．なお，両側から皮弁を挙上して組み合わせる，stacked PAP flap を用いることで，通常より大きな乳房を再建することも可能である[8)9)]．

　乳房再建の他にも広く有用であり，頭頚部再建や四肢再建にも用いられている．特に背部の欠損の再建においては，伏臥位で皮弁挙上が可能であ

*1 Yuma FUSE，〒135-8550　東京都江東区有明
　3-8-31　がん研有明病院形成外科
*2 Tomoyuki YANO，同，部長

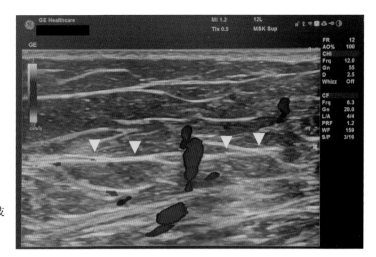

図 1.
カラードップラーエコー
大内転筋の筋膜(黄色矢頭)を貫く穿通枝
が見える.

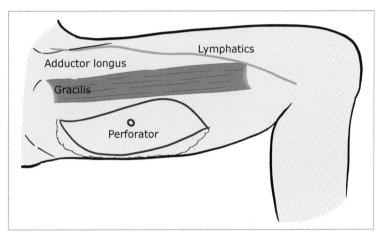

図 2.
皮弁デザインの例(左脚)
まずは長内転筋,薄筋をマーキング
する.ICGリンパ管造影を行い,リ
ンパ管のマーキングをする(緑線).
エコーで同定した穿通枝をマーキン
グし,リンパ管を含まないようにデ
ザインする.

るので体位変換が不要となり,腫瘍切除と同時に
皮弁挙上が可能なので,手術時間の短縮に繋が
る.ただし,採取可能な皮弁幅は 8 cm 程度であ
るので,大きな欠損に対しては,他の皮弁と組み
合わせる必要がある.

術前検査

他の皮弁と同様,術前に画像検査を行い,事前に
穿通枝の位置を把握することが重要である.造影
CT や,カラードップラーエコーが主に用いられ
ている[10].手術中と同様の体位(乳房再建であれ
ば,frog-leg 位)をとった状態で,検査を行う.大内
転筋を貫く穿通枝を同定し,マーキングする(図1).

挙上方法

以下に,我々が通常の乳房再建においてどのよ
うに PAP flap を挙上しているかを概説する.

挙上方法は,前外側大腿皮弁など,筋内穿通枝
を茎とする皮弁と同様である.PAP flap皮弁の利
点として,どのような体位でも平易に挙上が可能
であることが挙げられる.軟部腫瘍切除後の再建
に用いる場合は,腫瘍の部位によって,適切な体
位を選択している.乳房再建に用いる場合は,通
常はfrog-leg 位で挙上している.皮弁挙上が長時
間に及ぶ場合は,坐骨神経麻痺の予防目的に,60
分に1回,5分ほどfrog-leg 位に伴う股関節開脚
位を解除するようにしている.

1.デザイン

PAP flap のデザインでは,皮弁の長軸を縦とす
るか,横とするかで分かれる.我々は,殿溝と平
行にデザインする横軸デザインではなく,縦軸デ
ザインを主に用いている(図2).横軸デザインで
は,近位に良好な穿通枝がある必要があり,また
術後創離開のリスクが高いためである.一方で,

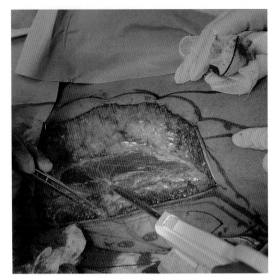

図 3. 薄筋筋膜切開後
皮膚切開から深筋膜にまっすぐ到達し，筋膜を切開して薄筋を露出する．後方へ筋膜下を剝離していく．

皮弁採取創を隠しやすいというメリットがある．

　また，術後のリンパ漏，リンパ浮腫の予防目的に，インドシアニングリーン(ICG)リンパ管造影を行い，皮弁デザインに造影されたリンパ管が含まれないようにしている[11]．

　体位をとった後，長内転筋，薄筋をマーキングする．術前に確認した穿通枝を再度確認し，ずれがある場合はマーキングし直す．穿通枝を中央に含むようにピンチテストを行い，1次縫縮可能な幅で皮弁を紡錘形にデザインする．経験的には最大幅7〜8 cm程度が1次縫縮可能である．

2．皮膚切開

　まずは，皮弁の前縁を長く切開し，脂肪組織を剝離し，深筋膜を露出する．リンパ管を損傷しないよう，筋膜に向けて真っ直ぐに剝離することが重要である．

3．筋膜切開

　薄筋筋膜を切開し，筋膜下に入る(図3)．

4．筋膜下剝離，穿通枝の同定

　深筋膜下を後方に向けて剝離していく．薄筋表面に沿って進んでいくと，大内転筋との間の筋膜が露出されるので，それを切開し，大内転筋表面を露出する(図4, 5)．さらに後方へ剝離すると，穿通枝が露出される(図6)．

5．筋内剝離

　通常，穿通枝は大内転筋内を走行していく．近位へ丁寧に剝離していく．筋束に沿って長く筋体をsplitした方がよい(図7)．なお坐骨神経は大内転筋の近傍を走行しているため，この際に過度に強く開創器をかけると，坐骨神経障害を生じる恐れがあるので十分に注意する．

6．後方の挙上

　穿通枝を深大腿動脈からの分岐部まで追ったら剝離終了となる．皮弁後方縁を皮膚切開し，深筋膜下で残りの部分を挙上する．乳房再建においては，後方の脂肪組織を多くつけることで，皮弁のヴォリュームを多くすることができる(図8)．この際には，過度に後方に剝離を進めると，後大腿皮神経を損傷する可能性があるので注意する．

7．ICG

　皮弁挙上後は，ICG蛍光造影を行い，皮弁血流に問題がないかを確認している．

8．閉　創

　皮弁採取部は一次閉創する．陰圧ドレーンを留置する．閉創後は弾性包帯で圧迫をする．

挙上の注意点

　PAP flap挙上において最も注意すべきは，坐骨神経麻痺を起こさないことである．大腿において，坐骨神経は大内転筋の近傍を走行するので，穿通枝を剝離する際に過度に大腿内転筋を牽引すると，坐骨神経が障害されるリスクがある．開創器を乱暴に開くことや，過度に深くかけることは控えるべきである．代わりに筋束に沿って分け，広く術野を展開した方が，安全かつ平易に穿通枝を剝離できる．

乳房再建の際の注意事項

　しばしば大体内側は乳房に対して色調が濃くカラーマッチが不良となることがある．皮島を比較的大きく出す場合には，カラーマッチについても留意する．

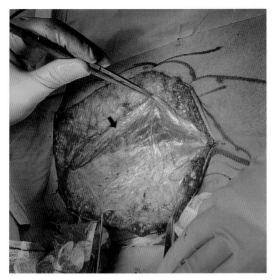

図 4. 大内転筋筋膜の露出
薄筋(黒矢印)と大内転筋の間の筋膜(＊)を露出
する.

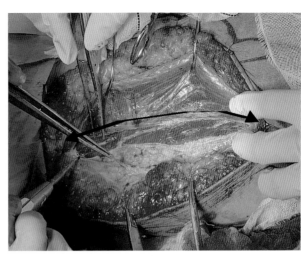

図 5. 筋膜切開
大内転筋筋膜を切開し，筋体を露出する(黒矢印)．さら
に筋膜下を剥離する.

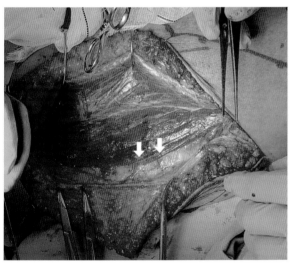

図 6. 穿通枝の同定
エコーでマーキングしたあたりに，筋体から出てく
る穿通枝(白矢印)を同定する.

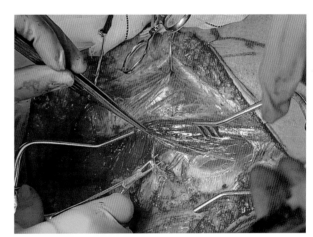

図 7. 穿通枝の剥離
同定した穿通枝を近位へ向けて剥離する．この際，あまり
skeltonize せず，穿通枝周囲に少量の筋体をつけることで，
穿通枝の損傷や攣縮がなるべく起きないようにする.

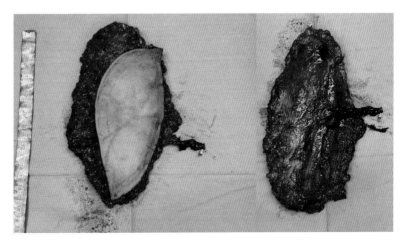

図 8.
挙上後の皮弁
血管茎は 8 cm ほどだった.

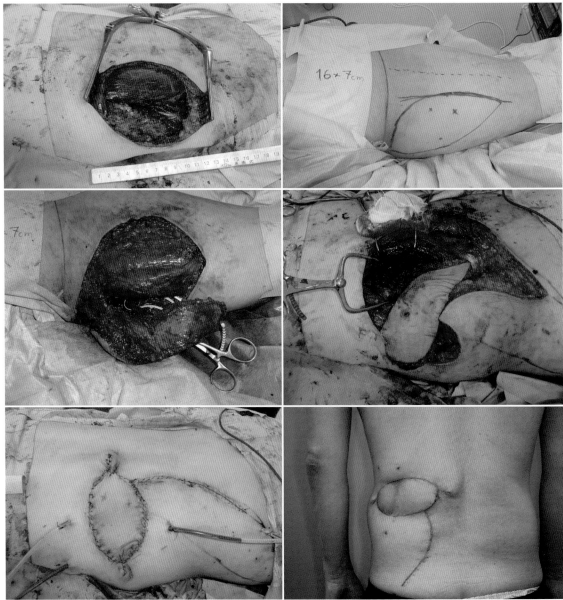

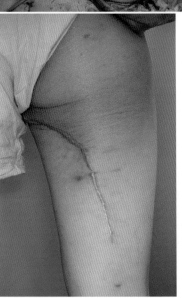

a	b
c	d
e	f
g	

図 9.

症例 1：軟部腫瘍切除後の欠損

 a：腰部に 10×9 cm の欠損が生じた.

 b：16×7 cm の PAP flap をデザインした.

 c：1 本の PAP を血管茎として，伏臥位で皮弁を挙上した.

 d：皮弁移植後. 肋間動脈穿通枝と PAP を吻合した.

 e：手術直後. 皮弁を横向きに配置し移植した. 欠損の一部を縫縮し，欠損を縮小した.

 f：術後 3 か月. 皮弁は生着した. 創部は肥厚性瘢痕となった.

 g：術後 3 か月. 皮弁採取部は一次縫縮した. 創部は肥厚性瘢痕となった.

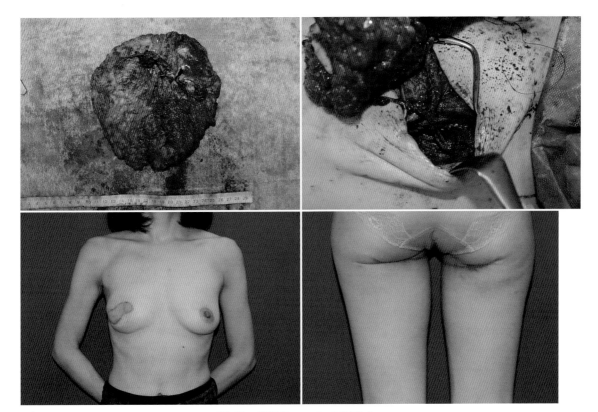

|a|b|
|c|d|

図 10. 症例2：stacked PAP flap
a：両側より PAP flap を採取し，皮弁間吻合した．
b：皮弁移植後．内側の皮弁の血管茎と内胸動静脈を吻合した．
c：術後6か月．皮弁は生着した．上胸部まで皮弁を充填できた．一方で，大腿と胸
　部の皮膚とのカラーマッチが乏しかった．
d：術後6か月．皮弁採取創は強い色素沈着が生じたが，横向きに皮弁をデザインし
　たため目立たなかった．

応　用

　PAP flap を他の皮弁と組み合わせることで，比較的大きな乳房再建を行うことが可能となる．これまでに，両側から PAP 皮弁を組み合わせる stacked PAP flap[8)9)12)]や，DIEP flap と組み合わせる方法などが報告されている．Stacked flap では，一方の血管茎をもう片方の穿通枝の筋枝に吻合するため，穿通枝剝離の際に，太い筋枝を長く確保することが必要となる．

症　例

症例1：44歳，男性

　左腰部の隆起性皮膚線維肉腫に対して，広範切除術および同時再建を行った（図9）．腫瘍切除後，

まずは腰動脈穿通枝皮弁を用いた局所皮弁移植を試みたが，良好な穿通枝が見られなかったため，PAP flap を遊離移植する方針とした．伏臥位にて，右大腿より PAP flap を挙上し，腰部へ移植した．レシピエント血管として，肋間動脈穿通枝および伴走静脈を用いた．

症例2：40歳，女性

　右乳癌に対して，1次2期再建を行った（図10）．将来の妊娠の可能性を考慮し，大腿からの皮弁採取を希望されたが，片側だけでは皮弁採取量が不十分であったため，stacked PAP による再建を行う方針とした．横軸デザインの PAP flap を採取し，皮弁間吻合を行った後，内胸動静脈と PAP を吻合した．

参考文献

1) Angrigiani, C., et al. : The adductor flap : a new method for transferring posterior and medial thigh skin. Plast Reconstr Surg. **107**(7) : 1725–1731, 2001.

2) Allen, R. J., et al. : Breast reconstruction with the profunda artery perforator flap. Plast Reconstr Surg. **129**(1) : 16e–23e, 2012.

3) Allen, R. J., et al. : The profunda artery perforator flap experience for breast reconstruction. Plast Reconstr Surg. **138**(5) : 968–975, 2016.

4) Haddock, N. T., et al. : 101 consecutive profunda artery perforator flaps in breast reconstruction : lessons learned with our early experience. Plast Reconstr Surg. **140**(2) : 229–239, 2017.

5) Largo, R. D., et al. : Perforator mapping of the profunda artery perforator flap : anatomy and clinical experience. Plast Reconstr Surg. **146**(5) : 1135–1145, 2020.

6) Karakawa, R., et al. : Use of the profunda femoris artery perforator flap for reconstruction after sarcoma resection. Plast Reconstr Surg Glob Open. **8**(12) : e3289, 2020.

7) Yano, T., et al. : The feasibility of harvesting an innervated profunda artery perforator flap for breast reconstruction. Plast Reconstr Surg Glob Open. **8**(10) : e3160, 2020.

8) Haddock, N. T., et al. : Stacked profunda artery perforator flap for breast reconstruction in failed or unavailable deep inferior epigastric perforator flap. Plast Reconstr Surg. **143**(3) : 488e–494e, 2019.

9) Scaglioni, M. F., et al. : Stacked profunda artery perforator flaps with intra-flap anastomosis for moderate to large breast autologous reconstruction. Microsurgery. **43**(5) : 444–451, 2023.

10) Kehrer, A., et al. : Simplified profunda artery perforator(PAP)flap design using power Doppler ultrasonography(PDU) : a prospective study. Microsurgery. **38**(5) : 512–523, 2018.

11) Karakawa, R., et al. : An anatomical study of the lymph-collecting vessels of the medial thigh and clinical applications of lymphatic vessels preserving profunda femoris artery perforator(LpPAP) flap using pre- and intraoperative indocyanine green(ICG) lymphography. J Plast Reconstr Aesthet Surg. **73**(9) : 1768–1774, 2020.

12) Stalder, M. W., et al. : Using the retrograde internal mammary system for stacked perforator flap breast reconstruction : 71 breast reconstructions in 53 consecutive patients. Plast Reconstr Surg. **137**(2) : 265e–277e, 2016.

第 35 回日本眼瞼義眼床手術学会

会　期：2024 年 2 月 3 日（土）
会　長：森本　尚樹（京都大学大学院医学研究科形成外科学, 教授）
会　場：京都リサーチパークサイエンスホール
　　　　〒 600-8813　京都市下京区中堂寺南町 134
　　　　JR　嵯峨野線（山陰線）　丹波口駅下車
テーマ：皮膚と角膜の再生医療
プログラム：
　特別講演　「幹細胞による角膜の再生医療」
　　座長：森本　尚樹（京都大学大学院医学研究科形成外科学 教授）
　　講師：西田　幸二（大阪大学大学院医学系研究科 脳神経感覚器外科学（眼科学）教授）
　スポンサードシンポジウム　「皮膚と角膜の再生医療」
　　座長：外園　千恵（京都府立医科大学大学院医学研究科視覚機能再生外科学 教授）
　　　　　坂本　道治（京都大学大学院医学研究科形成外科学）
　　基調講演講師：外園　千恵（京都府立医科大学大学院医学研究科視覚機能再生外科学 教授）
　　シンポジスト：坂本　道治（京都大学大学院医学研究科形成外科学）
　　　　　小泉　範子（同志社大学眼科）
　　　　　冨田　大輔（東京歯科大学市川総合病院眼科）
　　共催：株式会社ジャパン・ティッシュエンジニアリング／帝人株式会社
　ランチョンセミナー　「眼窩ブローアウト骨折における Best Practice を伝授する」(仮)
　　座長：嘉鳥　信忠（聖隷浜松病院眼形成眼窩外科 顧問）
　　演者：今川　幸宏（大阪回生病院眼形成手術センター部長）
　　　　　渡辺　彰英（京都府立医科大学眼科学教室 学内講師）
　　共催：帝人メディカルテクノロジー株式会社
　イブニングセミナー
　　座長：勝部　元紀（京都大学大学院医学研究科形成外科学）
　　演者：白壁　征夫（サフォクリニック六本木）
　　共催：TMSC 株式会社
　その他　一般演題（口演），企業展示・書籍展示
演題募集期間：2023 年 10 月 3 日（火）～11 月 10 日（金）（予定）
事前参加登録期間：2023 年 10 月 3 日（火）～2024 年 1 月 4 日（木）（予定）
学会 HP：https://convention.jtbcom.co.jp/gigan35/
事務局：京都大学大学院医学研究科形成外科学
　　　　〒 606-8507　京都市左京区聖護院川原町 54
運営事務局：
　　第 35 回日本眼瞼義眼床手術学会　運営事務局
　　株式会社 JTB コミュニケーションデザイン 事業共創部　コンベンション第二事業局
　　〒 541-0056　大阪市中央区久太郎町 2-1-25　JTB ビル 8 階
　　TEL：06-4964-8869　FAX：06-4964-8804
　　E-mail：gigan35@jtbcom.co.jp

◀さらに詳しい情報は HP を CHECK！

第 24 回日本褥瘡学会 中国四国地方会学術集会

会　期：2024 年 3 月 17 日（日）
会　場：高知市文化プラザかるぽーと
　　　　〒 781-9529　高知市九反田 2-1
会　長：赤松　順（社会医療法人近森会 近森病院 形成外科）
テーマ：レジリエント・コミュニケーション in 高知
　　　　―職種を超えて再発見！―
Ｕ Ｒ Ｌ：https://www.kwcs.jp/jspucs24/
参加費：事前参加費
　　　　会員 3,000 円・非会員 4,000 円・学生 1,000 円
　　　　当日参加費
　　　　会員 4,000 円・非会員 5,000 円・学生 1,000 円
プログラム：特別フォーラム・教育講演・ランチョンセミナー・アフタヌーンセミナー・ハンズオンセミナー・一般演題
演題登録期間・申し込み方法：
　　23 年 10 月 3 日（火）正午～12 月 20 日（水）正午
　　大会ホームページより WEB 演題登録フォームからお申し込みください.
事前参加登録期間・申し込み方法：
　　23 年 10 月 3 日（火）正午～24 年 3 月 8 日（金）正午
　　大会ホームページより WEB 参加登録フォームからお申し込みください.
事務局：
　　社会医療法人近森会 近森病院 形成外科
　　〒 780-8522　高知県高知市大川筋一丁目 1-16
運営事務局：
　　株式会社キョードープラス
　　〒 701-0205　岡山県岡山市南区妹尾 2346-1
　　TEL：086-250-7681　FAX：086-250-7682
　　E-mail：jspucs24@kwcs.jp

◀さらに詳しい情報は HP を CHECK！

FAX による注文・住所変更届け

改定：2015 年 1 月

毎度ご購読いただきましてありがとうございます.

読者の皆様方に小社の本をより確実にお届けさせていただくために，FAX でのご注文・住所変更届けを受けつけております. この機会に是非ご利用ください.

◇ご利用方法

FAX 専用注文書・住所変更届けは，そのまま切り離して FAX 用紙としてご利用ください. また，注文の場合手続き終了後，ご購入商品と郵便振替用紙を同封してお送りいたします. **代金が 5,000 円をこえる場合，代金引換便とさせて頂きます.** その他，申し込み・変更届けの方法は電話，郵便はがきも同様です.

◇代金引換について

本の代金が 5,000 円をこえる場合，代金引換とさせて頂きます. 配達員が商品をお届けした際に，現金またはクレジットカード・デビットカードにて代金を配達員にお支払い下さい(本の代金＋消費税＋送料). (※年間定期購読と同時に 5,000 円をこえるご注文を頂いた場合は代金引換とはなりません. 郵便振替用紙を同封して発送いたします. 代金後払いという形になります. 送料は定期購読を含むご注文の場合は頂きません)

◇年間定期購読のお申し込みについて

年間定期購読は，1 年分を前金で頂いておりますため，代金引換とはなりません. 郵便振替用紙を本と同封または別送いたします. 送料無料，また何月号からでもお申込み頂けます.

毎年末，次年度定期購読のご案内をお送りいたしますので，定期購読更新のお手間が非常に少なく済みます.

◇住所変更届けについて

年間購読をお申し込みされております方は，その期間中お届け先が変更します際，必ずご連絡下さいますようよろしくお願い致します.

◇取消，変更について

取消，変更につきましては，お早めに FAX，お電話でお知らせ下さい.

返品は，原則として受けつけておりませんが，返品の場合の郵送料はお客様負担とさせていただきます. その際は必ず小社へご連絡ください.

◇ご送本について

ご送本につきましては，ご注文がありましてから約 1 週間前後とみていただきたいと思います. お急ぎの方は，ご注文の際にその旨をご記入ください. 至急送らせていただきます. 2～3 日でお手元に届くように手配いたします.

◇個人情報の利用目的

お客様から収集させていただいた個人情報，ご注文情報は本サービスを提供する目的(本の発送，ご注文内容の確認，問い合わせに対しての回答等)以外には利用することはございません.

その他，ご不明な点は小社までご連絡ください.

株式会社 全日本病院出版会　〒 113-0033 東京都文京区本郷 3-16-4-7 F
電話 03(5689)5989　FAX03(5689)8030　郵便振替口座 00160-9-58753

FAX 専用注文書 形成・皮膚 2309

年　月　日

◯印	PEPARS	定価(消費税込み)	冊数
	2024年1月〜12月定期購読(送料弊社負担)	42,020 円	
	PEPARS No.200 足を診る—糖尿病足病変，重症下肢虚血からフットケアまで— 臨時増大号	5,500 円	
	PEPARS No.195 顔面の美容外科 Basic & Advance 増大号	6,600 円	
	PEPARS No.183 乳房再建マニュアル—根治性，整容性，安全性に必要な治療戦略— 増大号	5,720 円	
	バックナンバー(号数と冊数をご記入ください) No.		

◯印	Monthly Book Derma.	定価(消費税込み)	冊数
	2024年1月〜12月定期購読(送料弊社負担)	43,560 円	
	MB Derma. No.340 切らずに勝負！皮膚科医のための美容皮膚診療 増大号	5,610 円	
	MB Derma. No.336 知っておくべき皮膚科キードラッグのピットフォール 増刊号	6,490 円	
	バックナンバー(号数と冊数をご記入ください) No.		

◯印	瘢痕・ケロイド治療ジャーナル
	バックナンバー(号数と冊数をご記入ください) No.

◯印	書籍	定価(消費税込み)	冊数
	カスタマイズ治療で読み解く美容皮膚診療	10,450 円	
	日本美容外科学会会報　Vol.44　特別号 「美容医療診療指針 令和3年度改訂版」	4,400 円	
	ここからマスター！手外科研修レクチャーブック	9,900 円	
	足の総合病院・下北沢病院がおくる！ ポケット判 主訴から引く足のプライマリケアマニュアル	6,380 円	
	カラーアトラス 爪の診療実践ガイド 改訂第2版	7,920 円	
	イチからはじめる美容医療機器の理論と実践 改訂第2版	7,150 円	
	臨床実習で役立つ形成外科診療・救急外来処置ビギナーズマニュアル	7,150 円	
	足爪治療マスターBOOK	6,600 円	
	図解 こどものあざとできもの—診断力を身につける—	6,160 円	
	美容外科手術—合併症と対策—	22,000 円	
	運動器臨床解剖学—チーム秋田の「メゾ解剖学」基本講座—	5,940 円	
	グラフィック リンパ浮腫診断—医療・看護の現場で役立つケーススタディ—	7,480 円	
	足育学　外来でみるフットケア・フットヘルスウェア	7,700 円	
	ケロイド・肥厚性瘢痕 診断・治療指針 2018	4,180 円	
	実践アトラス 美容外科注入治療　改訂第2版	9,900 円	
	ここからスタート！眼形成手術の基本手技	8,250 円	
	Non-Surgical 美容医療超実践講座	15,400 円	

お名前

フリガナ

㊞

診療科

ご送付先

〒　　−

□自宅　　□お勤め先

電話番号

□自宅
□お勤め先

バックナンバー・書籍合計
5,000円以上のご注文
は代金引換発送になります

—お問い合わせ先—
㈱全日本病院出版会営業部
電話 03(5689)5989

FAX 03(5689)8030

年　　月　　日

住 所 変 更 届 け

お 名 前	フリガナ	
お客様番号		毎回お送りしています封筒のお名前の右上に印字されております8ケタの番号をご記入下さい。
新お届け先	〒　　　　　　都 道 　　　　　　　府 県	
新電話番号	（　　　　）	
変更日付	年　　月　　日より	月号より
旧お届け先	〒	

※ 年間購読を注文されております雑誌・書籍名に✓を付けて下さい。

☐ Monthly Book Orthopaedics （月刊誌）

☐ Monthly Book Derma. （月刊誌）

☐ Monthly Book Medical Rehabilitation （月刊誌）

☐ Monthly Book ENTONI （月刊誌）

☐ PEPARS （月刊誌）

☐ Monthly Book OCULISTA （月刊誌）

PEPARS

各号定価3,300円（本体3,000円＋税）．ただし，増大号のため，No. 159, 171, 183 は定価5,720円（本体5,200円＋税），No. 195 は定価6,600円（本体6,000円＋税）．No. 200 は定価5,500円（本体5,000円＋税）．在庫僅少品もございます．品切の場合はご容赦ください．

（2023年10月現在）

掲載されていないバックナンバーにつきましては，弊社ホームページ（www.zenniti.com）をご覧下さい．

2024年　年間購読　受付中！
年間購読料 42,020円(消費税込)(送料弊社負担)
(通常号11冊＋増大号1冊：合計12冊)

click

| 全日本病院出版会 | 検索 |

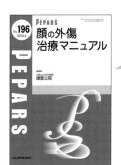

表紙をリニューアルしました！

多血小板血漿(PRP)の上手な使い方

No. 204（2023 年 12 月号）

編集／関西医科大学形成外科教授　　覚道奈津子

PEPARS　No. 203
2023 年 11 月 15 日発行（毎月 1 回 15 日発行）
　　　定価は表紙に表示してあります．
　　　　　Printed in Japan

発行者　　末　定　広　光
発行所　　株式会社　全日本病院出版会
〒 113-0033 東京都文京区本郷 3 丁目 16 番 4 号
　　　　　電話（03）5689-5989　Fax（03）5689-8030
　　　　　郵便振替口座 00160-9-58753

印刷・製本　三報社印刷株式会社　　　電話（03）3637-0005
広告取扱店　株式会社文京メディカル　電話（03）3817-8036

© ZEN・NIHONBYOIN・SHUPPANKAI, 2023